华西口腔专家告诉你

老年人护齿秘笈

主编 刘帆

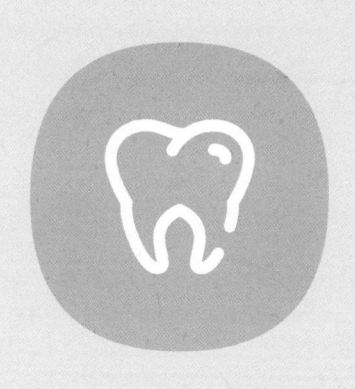

四川科学技术出版社

·成都·

图书在版编目（CIP）数据

华西口腔专家告诉你老年人护齿秘笈 / 刘帆主编.
成都：四川科学技术出版社, 2025.4. -- ISBN 978-7
-5727-1756-7

Ⅰ. R780.1

中国国家版本馆CIP数据核字第2025DK2391号

华西口腔专家告诉你
老年人护齿秘笈
HUAXI KOUQIANG ZHUANJIA GAOSU NI
LAONIANREN HUCHI MIJI

主　　编	刘　帆
出 品 人	程佳月
策划组稿	钱丹凝
责任编辑	万亭君
封面设计	筱　亮
责任出版	欧晓春
出版发行	四川科学技术出版社
	成都市锦江区三色路238号　邮政编码 610023
	官方微博　http://weibo.com/sckjcbs
	官方微信公众号　sckjcbs
	传真　028-86361756
成品尺寸	145 mm × 210 mm
印　　张	5.75
字　　数	100千
印　　刷	四川华龙印务有限公司
版　　次	2025年4月第1版
印　　次	2025年4月第1次印刷
定　　价	39.80元

ISBN 978-7-5727-1756-7

邮　　购：成都市锦江区三色路238号新华之星A座25层　邮政编码：610023
电　　话：028-86361770

■ 版权所有　翻印必究 ■

本书编委会

主编

刘 帆

副主编

王洁雪 颜 文

编者（以姓氏拼音首字母为序）

陈 雨　陈雪莉　邓思成　何 静
黄姝绮　洪婷玉　刘 帆　李 霞
李 菊　宋 瑜　宋思平　谭小凤
王洁雪　王铝亚　吴 茜　颜 文
朱卓立　张 玲　曾 欣

序

口腔健康是全身健康的重要组成部分，古人有云"齿为骨之余"，意指牙齿乃骨骼之延伸，其健康状态可映射出人体的整体健康状况。口腔健康不仅能影响心血管疾病、糖尿病等全身性疾病，还能影响人们的生活质量和心理健康等。全球人口老龄化正以前所未有的速度发展，国家卫生健康委员会出台的《健康口腔行动方案（2019—2025年）》倡导老年人要关注口腔健康与全身健康，也提出医务工作者要创新宣传载体和形式，开展覆盖全人群、全生命周期的口腔健康教育，做好老年人的口腔健康管理。

基于此，《华西口腔专家告诉你 老年人护齿秘笈》一书应运而生。这是一本针对老年人、老年人照护者以及爱老人群而编写的口腔健康科普读物，旨在让读者通过阅读此书，认识老年人口腔健康的重要性，掌握老年人日常口腔保健知识和技能，并能在日常生活中识别常见口腔问题，知晓该如何处理，以期全面提升老年人口腔健康水平，助力健康老龄化和健康中国建设。本书不仅是口腔健康管理领域的智慧结晶，更是口腔医务工作者在践行健康中国战略中担当与使命的生动体现。

本书的编者来自国家口腔医学中心·四川大学华西口腔医院医护团队，均为长期从事口腔疾病预防、保健、诊疗及健康管理的专家。编者精心设计情景导入，确保图书内容紧密贴合老年人生活实际，保证了内容的实用性，运用浅显易懂且生动活泼的语言风格，结合大量直观的图文资料，创新性融入音频，多角度、多形式地展示口腔健康相关知识与护理技能，旨在为老年人的口腔健康提供科学指导，是值得一读的口腔健康科普读物。

韩向龙

四川大学华西口腔医（学）院

2025 年 3 月

前 言

在全球人口老龄化程度日益加深的当今社会，老年人的健康是社会关注的焦点，而口腔健康则是其中至关重要却常被忽视的一环。俗话说"牙好，胃口就好，吃嘛嘛香，身体倍儿棒"，形象地道出了一口好牙对于老年人享受高品质生活的重要性：可享受美食，保证生活质量；能提升面部美观度，让老年人绽放自信笑容；能保障营养吸收，为身体健康筑牢基础。然而，在现实生活中，口腔健康问题常常困扰着老年人。第四次全国口腔健康流行病学调查结果显示：老年人缺牙问题严峻，人均缺失牙齿7.5颗，只有18.3%的人牙列完整；在65～74岁老年人中，牙周健康率仅为9.3%，恒牙患龋率达98%。遗憾的是，很多老年人因缺乏口腔保健知识或存在误区，而延误治疗。

做好老年人口腔健康管理，维护其口腔健康是口腔专业医务工作者的使命和责任。健康科普图书作为健康知识和技能普及的重要形式和载体，对于提升全民健康素养、提高人民健康水平发挥着不可替代的作用。当前，我国关于口腔健康知识的资源稀缺，尤其是针对老年人群的专业口腔健康科普读物更是凤毛麟角。

《华西口腔专家告诉你　老年人护齿秘笈》一书是国家口腔医学中心·四川大学华西口腔医院的专家为老年人、老年人照护者以及爱老人群编写的书籍。全书分为四个部分：老年人口腔健康与全身健康、老年人日常口腔保健、老年人口腔常见问题的识别及处置和老年人假牙修复（镶牙）。为方便老年人阅读和理解，编写组进行了适老化设计：采用大字体排版、图文并茂、语言通俗易懂，并且重点内容配备二维码，读者可通过手机扫描听取音频讲解，极大地提升了阅读体验。本书不仅可作为医疗机构、养老机构、社区的口腔健康宣教用书，还可作为医学生、广大人民群众了解老年人口腔健康知识、做好口腔健康管理的科普图书。望读者能从中获益，使老年人绽放自信笑容，享受美好"食"光。

最后，衷心感谢各位临床医疗和护理专家在繁忙的工作之余参与本书的设计和撰写。因编者水平有限，书中若有不足之处，恳请读者和专家批评指正，以期再版时得以完善和提升。

刘帆

2025 年 3 月

目 录

第一章 牙好，身体才好
——老年人口腔健康与全身健康 / 001

第一节 年长者的口腔变化
——老年人口腔增龄性改变 / 002

一、我的牙怎么"伸长"了？ / 002

二、我的牙缝怎么变宽了？ / 005

三、我的口腔怎么越来越干了？ / 008

四、我吃东西的口味为什么越来越重了？ / 011

五、我的口腔异味为什么越来越明显了？ / 013

第二节 牙好，身体才好
——口腔健康对全身健康的影响 / 016

一、牙齿的炎症还会引发心内膜炎、肾炎？ / 016

二、为什么我的牙齿松动后，胃肠毛病就多了？ / 020

三、为什么牙齿脱落后，我看起来老了很多？ / 024

四、我并不想宅家，但缺牙让我不自信，怎么办？ / 027

第三节　这些口腔问题是身体发出的警报哦
——全身系统性疾病在口腔的表现 / 030

一、牙龈增生、出血、坏死，可能是患有急性白血病的表现 / 030

二、口腔黏膜苍白、舌面光滑发亮、口腔黏膜溃疡，可能是患有缺铁性贫血的表现 / 035

三、牙龈红肿，呼气有甜味或烂苹果味，可能是患有糖尿病的表现 / 039

四、口腔黏膜出现白色病损、白斑、肉瘤、疱疹等，可能是患有艾滋病的表现 / 043

第二章　健康从"齿"开始
——老年人日常口腔保健 / 047

第一节　日常生活中该如何做好口腔保健 / 048

一、日常饮食该注意什么？/ 048

二、我的牙为什么总是刷不干净呢？/ 050

三、牙刷该怎么选呢？/ 053

四、牙膏该怎么选呢？/ 055

五、什么是牙线？该怎么用？/ 057

六、什么是冲牙器？该怎么用？/ 060

七、什么是牙缝刷？该怎么用？/ 063

八、什么是舌刮器？/ 065

目　录

　　九、在日常生活中该如何选择漱口水？/ 067

　　十、怎么样才能减少口腔异味？/ 069

第二节　老年人到口腔科就诊需要注意什么 / 072

　　一、当出现口腔问题时，我该选择什么样的口腔医疗机构呢？/ 072

　　二、为什么要选择正规的口腔医疗机构就诊呢？/ 074

　　三、我该怎样进行预约挂号呢？/ 077

　　四、就诊前我该做哪些准备呢？/ 079

　　五、哪些情况属于口腔急诊？/ 082

第三章　人老牙先老
——老年人口腔常见问题的识别及处置 / 085

第一节　老年人口腔常见疾病有哪些 / 086

　　一、我的牙龈怎么没有以前饱满了？

　　　　——牙龈退缩 / 086

　　二、我的牙齿颈部怎么有个"缺缺"？

　　　　——楔状缺损 / 088

　　三、我的牙齿根部怎么变黑了？

　　　　——根面龋 / 092

　　四、我怎么吃东西感觉牙齿酸软敏感呢？

　　　　——牙齿磨损 / 094

五、为什么我的牙龈红肿得厉害，牙齿还松动了？
　　——牙周炎 / 096

六、为什么我的牙只剩下"根根"了？
　　——牙体缺损 / 099

七、我的牙怎么掉了？
　　——牙列缺损或牙列缺失 / 102

八、为什么我的舌头"烧"得很？
　　——灼口综合征 / 104

九、我的腮帮里怎么有"花纹"？
　　——口腔扁平苔藓 / 106

第二节　老年人常见口腔疾病该怎么处理 / 109

一、什么是补牙？/ 109

二、什么是根管治疗？/ 112

三、什么是洁牙？/ 115

四、怎样做好口腔黏膜疾病的自我护理？/ 118

五、牙齿松动后该怎么办呢？/ 120

六、什么是心电监护下拔牙？/ 122

第四章　假伙伴，真朋友
　　——老年人假牙修复（镶牙）/ 125

第一节　老年人镶牙前需要做的准备 / 126

第二节　常见的镶牙方式 / 128

◆ 固定假牙 / 128

一、牙齿根管治疗后为什么要做牙冠？/ 128

二、什么是牙冠？/ 129

三、该选什么材质的牙冠呢？/ 131

四、根管治疗后一般多久做牙冠？/ 132

五、牙冠修复的过程是怎样的呢？/ 133

六、牙冠戴入后有哪些注意事项？/ 135

七、牙冠脱落怎么办？/ 136

八、什么是固定桥？/ 137

◆ 活动假牙 / 139

一、什么是可摘局部假牙？/ 139

二、哪种情况下适合用可摘局部假牙？/ 140

三、什么是全口假牙？/ 141

四、活动假牙的优缺点有哪些呢？/ 142

五、活动假牙的治疗流程是什么样的？/ 143

六、佩戴可摘局部假牙后有哪些注意事项？/ 144

七、佩戴全口假牙后有哪些注意事项？/ 146

八、晚上为什么不要戴活动假牙睡觉？/ 148

九、活动假牙摔断了怎么办？/ 149

◆ 种植牙 / 150

一、什么是种植牙？/ 150

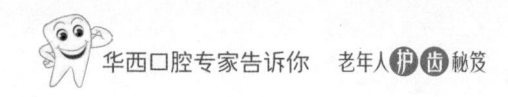

二、为什么把种植牙叫作"人类的第三副牙齿"？/ 152

三、种植牙适用于哪些人群？/ 154

四、种植牙术前需要做哪些检查？/ 155

五、种植牙是怎么种的呢？/ 157

六、种植牙术后要注意些什么呢？/ 161

七、为什么有的人要做种植二期手术，有的人不做？/ 162

八、种植牙戴牙后需要注意什么呢？/ 164

老年人口腔健康音频二维码目录 / 166

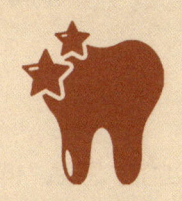

第一章
牙好，身体才好
——老年人口腔健康与全身健康

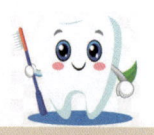

第一节　年长者的口腔变化
——老年人口腔增龄性改变

一、我的牙怎么"伸长"了?

情景导入

王婆婆最近发现自己的牙齿似乎比以前"伸长"了点,但是她老伴的牙齿并没有"伸长",她觉得很奇怪,不知道为什么会这样,有点忐忑不安。她心里在想,难道老年人的牙齿都是越来越长的?难道牙齿越长就代表越长寿?其实并不是王婆婆想的这样,相反,牙齿"伸长"并不是一件好事哦。

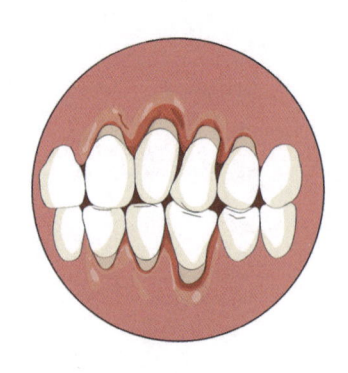

问题解析

为什么老年人牙齿会越长越长呢？首先，牙齿通过牙周韧带与牙槽骨相连，形成一个稳定的支撑结构。当这个支撑结构改变或受到破坏时，比如牙龈发生了退缩、牙槽骨骨质流失等就会导致牙根暴露，视觉上看着是牙齿"伸长"了，其实牙齿本身的长度并没改变。王婆婆错以为牙齿"伸长"是牙龈退缩导致的，这是一种增龄性生理现象。表征为大部分或全口牙龈发生退缩、牙根暴露，这是自然衰老的表现。

除了王婆婆这种情况，我们还需要特别关注以下原因引起的牙齿视觉上的"伸长"。

1. 牙周病

病理性的牙龈退缩（俗称牙龈萎缩）一般都是牙结石长期累积，不注意口腔卫生导致牙周病而造成的，这种情况可以通过洁牙去除牙结石，减缓牙龈退缩的速度。

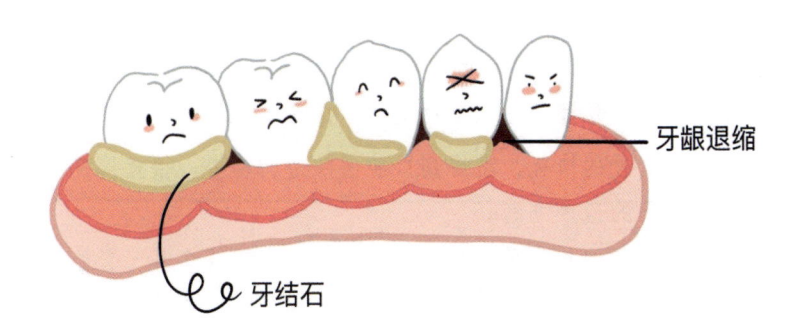

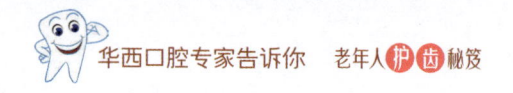

2. 牙齿缺失

如果长期不修复缺牙，就打破了原本完整的牙列情况，导致牙列缺损更大，邻牙和对牙因为缺少了支撑和对咬牙，就会向旁边倾斜或向前"伸长"，牙龈也会慢慢退缩。

3. 咬合关系异常

当上下颌牙齿的咬合关系不正常时，比如出现深覆𬌗、反颌等情况，牙齿就可能因为受力不均而发生"伸长"或移位。

4. 根尖周病

例如急性根尖周围炎，由于细菌感染到牙髓腔内部，并通过根尖孔扩散到根尖周围组织，从而局部产生大量脓性分泌物，使牙齿有"浮出感"，这种情况下患者会自觉牙齿"伸长"。

5. 刷牙方式不当

如果经常使用硬毛牙刷或刷牙时用力摩擦牙龈，可能会导致牙龈退缩，从而使牙冠相对"伸长"。

小贴士

王婆婆这种生理现象——牙龈退缩引起牙齿"伸长"，如无症状一般不需要治疗。提醒老年朋友注意，如有除此之外的情况，需要到口腔医院进行检查，根据情况选择适当的治疗方案。

牙齿"伸长"是个复杂的过程，可能涉及多种因素的相互作用。牙龈退缩以后就会造成牙根暴露，长期下去牙齿就会变得敏感，这是因为牙根部分没有足够的牙釉质可以抵挡外部刺激,所以牙根对外界的冷、热及酸性食物非常敏感。牙根暴露还会使牙齿松动,如果一直不去看牙医的话,牙齿可能会慢慢脱落哦。

二、我的牙缝怎么变宽了?

情景导入

李奶奶有牙缝宽的烦恼,而且总感觉自己的牙缝越来越宽,这是怎么回事呢?

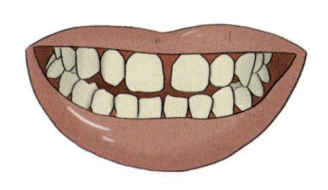

问题解析

牙缝变宽主要由龋齿、牙周病、牙齿咬合问题、牙齿磨损、牙齿缺少、刷牙不当等原因引起,下面我们一起来看看该如何预防和缓解牙缝变宽的问题。

1. 龋齿和牙周病

龋齿和牙周病是导致牙缝变宽的主要原因。龋齿会引起食物嵌塞,长期的食物嵌塞会压迫牙龈乳头,导致牙龈乳头退缩,进而引起牙缝变宽;牙周病如牙龈炎、牙周炎等,由

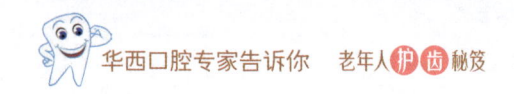

于牙菌斑和牙结石的长期刺激，牙周组织受到破坏，导致牙龈退缩、牙槽骨吸收，进而引起牙缝变宽。

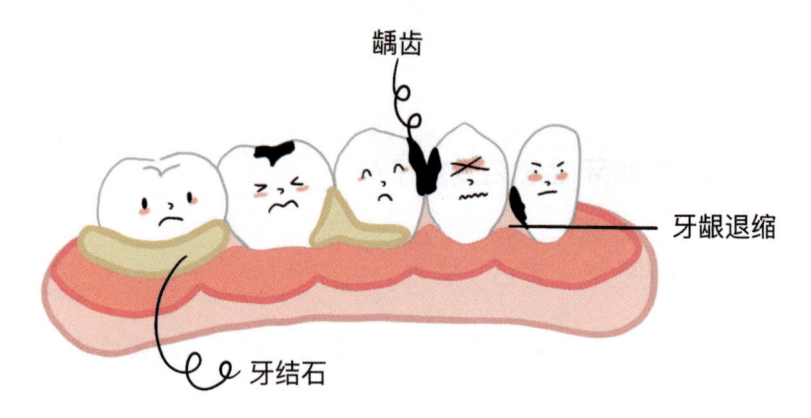

2. 牙齿咬合问题

牙齿排列不整齐或咬合关系紊乱，可能导致咬合创伤，使牙齿移位或牙周病加重，进而引起牙缝变宽。

3. 牙齿磨损

长期用力咀嚼和磨牙可能导致牙齿表面磨损，尤其是牙齿的邻面，这会使牙缝看起来更宽。

4. 牙齿缺失

缺失的牙齿如果没有及时修复，会导致邻近的牙齿向空缺处移动，从而增加牙缝的宽度。

5.刷牙方法不当及不良生活习惯

使用过硬的牙刷或刷牙力度过大，都可能刺激牙龈组织，导致其退缩；还有一些不良的生活习惯，如长期使用牙签剔牙、频繁咬手指或嗑瓜子，都可能导致牙龈损伤和牙缝变宽。

第一章 牙好，身体才好——老年人口腔健康与全身健康

小贴士

牙缝变宽可能是牙齿移位、牙周疾病、龋齿、牙齿磨损等多种原因导致的。如果发现牙缝变宽，应及时到口腔医院检查并找出原因，以便采取适当的治疗措施。如果牙龈退缩比较多，首先要考虑是不是牙周出现了问题，如是牙周炎，及时治疗是能够在一定程度上解决牙缝问题的。当我们牙缝嵌塞食物的时候，我们可以使用牙线、冲牙器等工具进行清洁，但要注意正确的使用方式：这个时候千万不能相信"大力出奇迹"，用牙签大力清洁，这样很伤牙龈！

使用正确的刷牙方法同样很重要。建议我们日常生活中使用"巴氏刷牙法"，不要横向拉锯式刷牙，也不要大力刷牙，这样都会对牙齿造成一定的损伤。

老年人牙缝变宽是一个多因素影响的结果，通过科学的口腔护理和定期的牙科检查，可以有效预防此类口腔问题并减缓其进展。同时，对于已经出现牙缝变宽的情况，应及时寻求口腔医生的帮助，采取适当的治疗措施，以维护口腔健康。

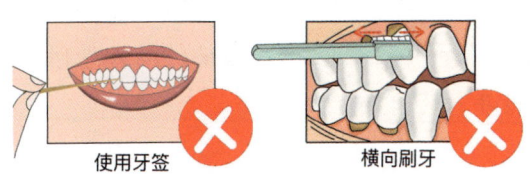

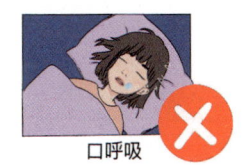

| 使用牙签 ✗ | 横向刷牙 ✗ | 口呼吸 ✗ |

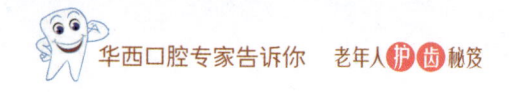

三、我的口腔怎么越来越干了？

情景导入

李婆婆近几年经常出现口干舌燥、口腔黏膜不适的症状，以为自己得了重病。当她把这一情况告诉身边姐妹，才发现大多数老年人都有和自己类似的症状。于是李婆婆和姐妹相约来到医院做口腔检查，医生告诉他们，这是在老年人中常见的口干燥症。什么是口干燥症呢？有什么影响吗？让我们来一起了解一下。

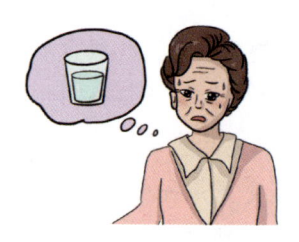

问题解析

老年人口干燥症是一种常见的症状，表现为口腔干燥、口腔不适、吞咽困难等。这些症状可能导致老年人食欲减退、营养摄入不足，进而影响到他们的身体健康。此外，长期口干还可能引发口腔感染、龋齿等问题，进一步加重老年人的健康负担。

造成老年人口干燥症的因素有以下几种。

1. 生理性因素

随着年龄的增长，人体的唾液腺功能逐渐减退，唾液分泌减少，导致口干燥症的出现。

2. 疾病因素

一些慢性疾病，如糖尿病、风湿性关节炎等，可能导致唾液腺受损，引发口干燥症。

3. 药物因素

患有慢性疾病的老年人需要长期服用多种药物，部分药物可能导致唾液分泌减少，从而引发口干燥症。

4. 环境因素

长期生活在干燥、污染严重的环境中，也可能导致老年人出现口干燥症。

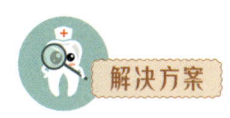

解决方案

出现口干燥症不必过于担忧，做到以下几点就会慢慢缓解口腔不适感。

1. 增加水分摄入

建议老年人多补充水分，保持充足的水分摄入是缓解口腔干燥的关键。同时，多吃富含水分的食物，如黄瓜、西红柿等蔬菜，西瓜、梨等水果，有助于改善症状。

2. 疾病治疗

针对慢性疾病导致的口干燥症，应积极治疗原发病，以改善唾液腺功能。

3. 药物调整

对于因药物引起的口干燥症，建议与医生沟通，调整药物剂量或更换药物，以减轻口干症状。

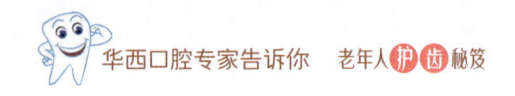

4. 中医调理

中医认为口腔干燥与气血不足等因素有关，可以通过食疗调理，如食用山药配红枣等具润燥作用的食物，可以在中医指导下使用中药进行调理。

5. 改善环境

改善居住环境，保持适宜的室内湿度，避免长时间暴露在干燥、污染的环境中。

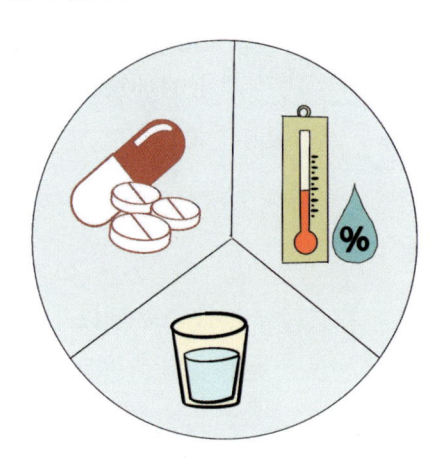

小贴士

口干燥症是老年人常见的问题，不仅影响味觉和吞咽，还会增加龋齿和牙周病的风险，但通过合理的饮食、良好的生活习惯和适当有效的应对策略，可以有效缓解这一症状，维护老年人的口腔健康。如果口腔干燥症状持续加重或伴有其他不适症状，建议及时就医并接受专业治疗。

四、我吃东西的口味为什么越来越重了?

情景导入

小时候,妈妈不管做什么菜都咸淡适中。长大后,妈妈做的菜却越来越咸,不是妈妈不会做菜了,而是妈妈年纪大了,对味道越来越不敏感了。为什么会这样呢?

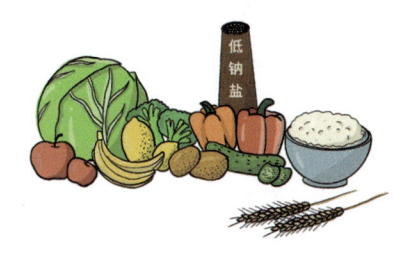

问题解析

老年人口味重是一个较为常见的现象,其中包含了多种可能的原因,这既可能是生理性的,也可能是病理性的。

1. 味觉退化

首先,从生理性的角度来看,随着年龄的增长,老年人的味蕾数量减少,味觉敏感度降低,导致老年人对味道的感知能力减弱,他们可能需要味道更重的食物来刺激味蕾,从而感受食物的味道。

2. 唾液分泌减少

唾液有助于食物的咀嚼和味道的感知,但随着年龄增长,人的唾液分泌减少,这可能导致对食物的味道感知减弱。

3. 疾病影响

老年人口味重也可能是病理性的表现，可能与某些慢性疾病有关，如糖尿病、高血压、肾病等，这些疾病可能导致他们对食物的味觉发生改变，从而更倾向于食用重口味的食物。此外，一些口腔疾病，如口干燥症、牙周炎等，也可能导致老年人的味觉受到影响，使他们对食物的口味发生变化。

4. 药物影响

长期服用药物可能会影响味觉，使老年人对味道的感知发生变化。

对于老年人口味重的问题，我们需要采取积极的措施进行干预。首先，建议老年人保持均衡的饮食，多食用新鲜蔬菜、水果等富含维生素的食物，避免摄入过多高盐、高糖、高脂肪的食物。其次，对于患有慢性疾病的老年人，应在医生的指导下进行饮食调整，以控制病情的发展。此外，定期进行口腔检查，及时发现和治疗口腔疾病，也是保持良好味觉的关键。

同时，家人和社会也应该关注老年人的口味变化，为他们提供合适的食物选择。例如，可以通过增加食物的种类和颜色来提高老年人的食欲；或者采用低盐、低糖、低脂的烹饪方法来制作食物，以满足老年人的营养需求，减少对重口味食物的依赖；还可鼓励餐饮行业推出针对老年人的特色菜单等。

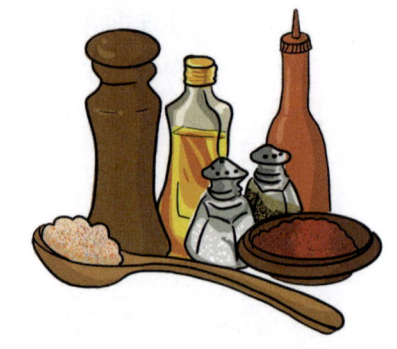

> **小贴士**
>
> 老年人口味变重是一个复杂的生理和心理过程，既可能是生理性的变化，也可能是病理性的表现，所以需要从多个方面入手进行改善，如调整饮食、治疗疾病、关注口腔健康等。可以帮助他们调整饮食习惯，鼓励老年人尝试新的饮食方式，让老年人在享受健康美味的同时，也能保持身体健康，提高生活质量。

五、我的口腔异味为什么越来越明显了？

情景导入

李婆婆喜欢跳广场舞，经常和小区的老年朋友们跳舞。最近，李婆婆发现每次她说跳一曲交谊舞时，以前的舞伴总是找借口推辞，后来才明白是因为自己的口腔异味让其他人下意识远离，而她自己不知道。老年人出现口腔异味或口臭，不仅影响与亲朋好友之间的正常社交，还可能是某些健康问题的信号。

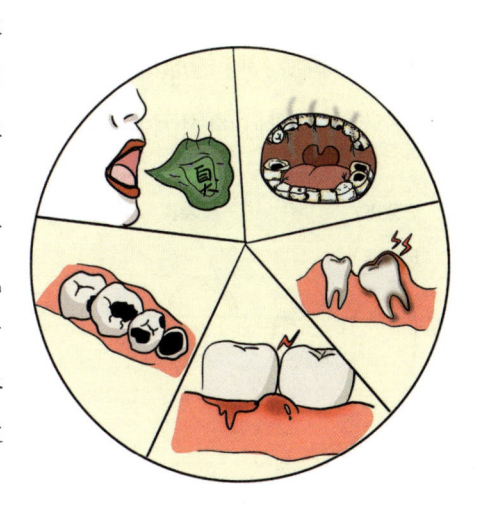

问题解析

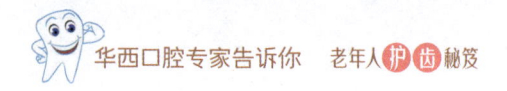

老年人为什么会有口腔异味的问题呢?让我们来看看老年人出现口腔异味的原因。

(一)口腔异味是什么

口腔异味通常称为口臭,是指口腔中散发的不受欢迎的气味。口腔是一个易于细菌生长的多菌环境,其适宜的温度、湿度及唾液等,都会给细菌提供良好的生存环境。导致口腔异味的主要气体成分为挥发性硫化物,而产生该物质的主要细菌大量存在于唾液、牙周袋、舌背等处。

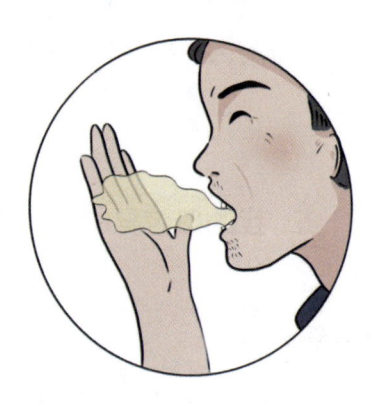

(二)口腔异味的原因

产生口腔异味的原因主要有以下几种。

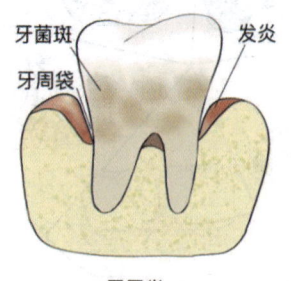

牙周炎

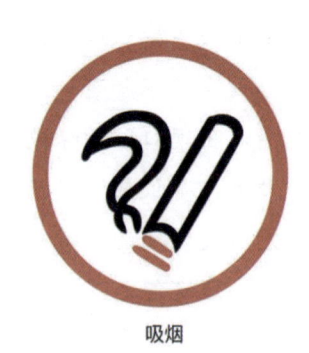

吸烟

1. 消化道疾病

随着年龄增长，老年人消化系统功能减退，在口腔疾病发展到一定阶段后就容易诱发消化道问题，常有消化不良或消化道反流性疾病，可使胃内留存食物所产生的气味从口中呼出，这也是产生口腔异味的重要原因。

2. 口腔急性炎症

老年人口腔急性炎症也可导致口腔异味，比如急性牙周脓肿或者牙冠周炎。老年人的抵抗能力不足，在受到致病菌感染的时候就会导致疾病迅速发展，而炎症的发展会使口腔异味随之加重。

3. 牙周疾病

口腔中有牙周疾病，特别是慢性牙周病形成盲袋，易发生慢性溢脓而产生臭味。牙周疾病诱发的口臭问题会比较严重，并且长期影响老年人的身体健康，很有可能会加重口腔周围组织的损伤。

4. 龋齿和残根

未治疗的龋齿和残根会成为细菌的滋生地，可产生异味。

5. 不良口腔卫生习惯

不注意口腔卫生也是出现口腔异味的原因之一，如刷牙不规律、不定期洁牙，都可能导致食物残渣和细菌在口腔积累，产生口腔异味。

6. 假牙

清洁不当或不合适的假牙可引起口腔异味。

小贴士

老年人口腔异味影响社会活动，长期的口腔异味可能导致老年人出现焦虑等心理问题。同时，口腔异味可能是某些系统性疾病的早期信号，需要引起重视。

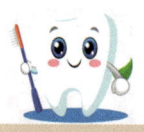

第二节　牙好，身体才好
——口腔健康对全身健康的影响

一、牙齿的炎症还会引发心内膜炎、肾炎？

情景导入

王爷爷最近刷牙时总出血，并且觉得嘴巴里总有股血腥味儿，特别不舒服。他果断拉上老伴到附近的口腔医院进行检查，医生告诉他是牙齿有炎症了，一定要进行治疗。王爷爷立马紧张了，想起他心脏、肾脏都不太好，赶紧让医生给他详细解释解释：牙齿炎症会不会影

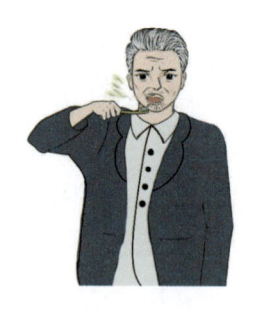

响身体其他地方的健康？

问题解析

口腔不仅是消化系统的门户，也是微生物，包括细菌的聚集地。健康的口腔环境可以防止有害细菌引起健康问题，但当牙齿发生炎症时，局面可能完全改变。尤其对于老年人而言，由于免疫力下降和口腔环境的改变，牙齿炎症的发病率相对较高。已有研究指出，牙齿的炎症，尤其是牙周炎，不仅影响口腔的健康，还与全身疾病存在一定联系。如果得不到及时的治疗，就有可能引发严重的健康问题。

1. 牙齿炎症与心内膜炎

当牙齿或者牙龈发生炎症，即口腔中存在牙龈病或者牙周病等问题时，这些病症不仅仅局限在口腔中，炎症可导致细菌通过破损的牙龈组织进入血液。一旦这些细菌进入血液，它们就可以在身体中自由移动，如果到达心脏，附着在心脏的内层或心瓣膜上，就可能引发心内膜炎。

心内膜炎是一种严重的感染，可能导致心脏功能受损，严重时甚至可引起心脏衰竭。对于老年人来说，他们的心脏功能已经有所减退，一旦感染心内膜炎，病情更为严重。对老年人来说，这是非常严重的情况，需要立即治疗。

2. 牙齿炎症与肾炎

类似地，当口腔细菌进入血液循环后，它们还可以到达身体的其他部位，包括肾脏。肾脏是体内的"过滤器"，负责清除血液中的废物和多余水分。当细菌到达肾脏时，它们可能引起肾炎，即肾脏的炎症。

这种炎症不仅导致肾脏工作效率降低，还可能引发更严重的健康问题。肾炎若不及时治疗，可导致肾功能减退，久而久之就会发展为慢性肾病，最终导致肾衰竭。此外，一些用于治疗牙齿炎症的药物也会对肾脏产生一定的毒性作用，从而增加患肾炎的风险。

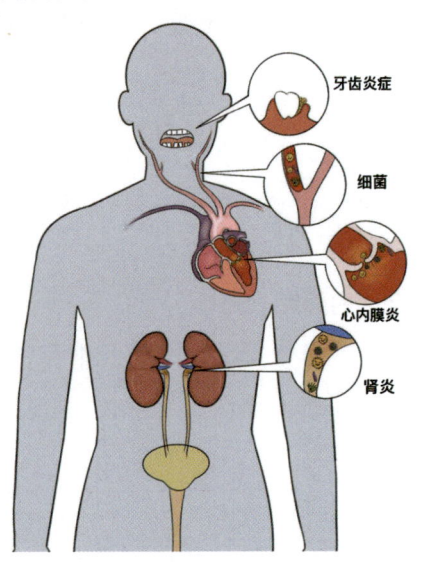

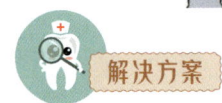

解决方案

综上所述，口腔健康对身体整体健康的重要性不容忽视。牙齿炎症与老年人心内膜炎与肾炎之间也存在密切的关系。因此，对于老年人来说，保持口腔卫生、预防牙齿炎症的发生是非常重要的。预防牙齿炎症的关键在于坚持良好的口腔卫生习惯，包括以下几个方面。

（1）正确有效的刷牙：龈沟刷牙法，又叫"巴氏刷牙法"或"水平颤动拂刷法",能有效清除牙龈 1/3 处的菌斑,对牙颈部的损伤较小,是牙医推荐的一种刷牙方法。用此种方法刷牙时,应该先将牙刷的刷毛与牙齿的长轴呈 45 度,再放置在龈缘的位置,随后,通过水平颤动,有效地清除龈缘和牙齿邻面的菌斑。此外,还需要用拂刷的方法,即上颌的牙齿自上向下刷,下颌的牙齿自下而上刷,从而清洁牙齿唇面、颊面、舌面等光滑面上的菌斑。除了掌握刷牙的方法,牙刷的选择和刷牙时间也很重要。牙刷应选头小且毛软的牙刷,便于清洁和避免损伤牙龈。同时,为减少细菌滋生,至少每 3 个月更换一次牙刷。刷牙至少早、晚各一次,每次大于等于 3 分钟。如果条件允许,每餐后都可刷牙。

(2)及时清理牙缝:多数人仅依靠刷牙很难将牙齿之间的缝隙清洁到位,尤其是老年人牙齿有松动脱落的情况,牙齿间会有更多的缝隙。可以正确使用牙线、牙缝刷等工具清理牙缝,减少牙菌斑形成。清理牙缝时尽量避免使用牙签,尤其是未消毒的牙签。使用牙线时,手持牙线棒的柄部,水平拉锯式进入牙间隙,先紧贴一侧牙颈部(进入龈缘下)上下(从龈沟向牙齿切端)提拉,再紧贴另一侧的牙颈部上下提拉,最后再水平拉锯式取出牙线就可以了。为避免牙龈损伤,用力不宜过大。每清洁一个牙缝后,均先清洁牙线上的污物,再继续使用,必要时更换牙线。

(3)定期口腔检查:老年人每年至少进行一次全面的口腔检查。

(4)健康饮食:老年人需减少糖分摄取,避免过多摄入使牙齿脆弱的食物和饮料,且戒除抽烟、喝酒等不良习惯。

小贴士

培养良好的口腔卫生习惯,并及时处理口腔炎症,可以大大降低细菌通过牙齿或牙龈进入血液进而影响心脏或肾脏的风险。除了心内膜炎和肾炎外,牙齿炎症还可能与其他全身性疾病产生关联。因此,老年人在日常生活中应多关注口腔健康,定期进行口腔检查,及时发现并治疗口腔疾病,以维护身体健康。

二、为什么我的牙齿松动后,胃肠毛病就多了?

情景导入

肖爷爷最近总是觉得肠胃不太舒服,吃饭时也总是不得劲,家里人建议他去做个全面的检查。检查后,医生询问他最近是不是牙齿有松动的感觉,肖爷爷觉得医生简直太厉害了,还能注意到这个"小问题"。医生告诉他,他最近肠胃不适有可能就是他牙齿松动引起的,肖爷爷大为震惊,赶紧让医生给他详细说说。

情景导入

牙齿在我们的日常生活中扮演着重要角色,不仅仅体现在美观上,更在于它们对于食物的咀嚼和消化过程的重要贡献。然而,当牙齿出现问题,如牙齿松动时,口腔作为消化道的起始部分,它不仅能影响口腔健康,还可能使我们的胃肠系统产生一系列连锁反应，导致胃肠问题增多，进而影响健康。有研究表明，牙周炎会导致肠道菌群变化。牙周炎是全世界患病率较高的一种慢性炎症性疾病，主要因口腔致病菌群定植于牙龈和牙周组织，使机体产生免疫应答，导致上皮结缔组织破坏，牙周组织结构逐步破坏，出现牙周袋（牙齿和牙龈之间缝隙加宽形成的小口袋）、袋壁炎症、牙槽骨吸收，直至牙齿松动或脱落。

1. 牙齿松动与咀嚼效率

牙齿松动可直接影响咀嚼效率。健康的牙齿能够帮助我们有效地咀嚼食物，使其变得更加容易消化。然而，当老年人牙齿松动时，咀嚼过程变得困难，咀嚼效率会大大降低，老人们可能会倾向于不充分咀嚼便吞食，这意味着食物以较大块的形式进入胃部，增加了胃部和肠道的负担。长期如此，容易导致胃肠蠕动减慢、消化液分泌减少，进而影响胃肠的消化功能。

2. 消化效率与营养吸收

食物咀嚼不充分还可能影响消化效率和营养吸收。胃部需要花费更多的时间和能量来处理这些较大的食物颗粒，这不仅可能导致老年人消化不良，如胃胀气、胃痛等症状，还可能影响对营养的吸收。

3. 食物选择与营养不平衡

牙齿松动可能会迫使老年人改变他们的饮食习惯，如选择较易咀嚼和吞咽的食物，而通常这类食物纤维含量较低，

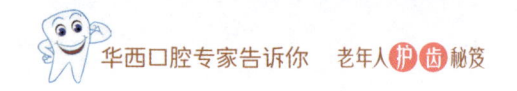

营养价值不高。这种长期的饮食改变可能导致营养不平衡，包括蛋白质、维生素和矿物质的缺乏，进而影响整个身体的健康，包括胃肠系统的健康。

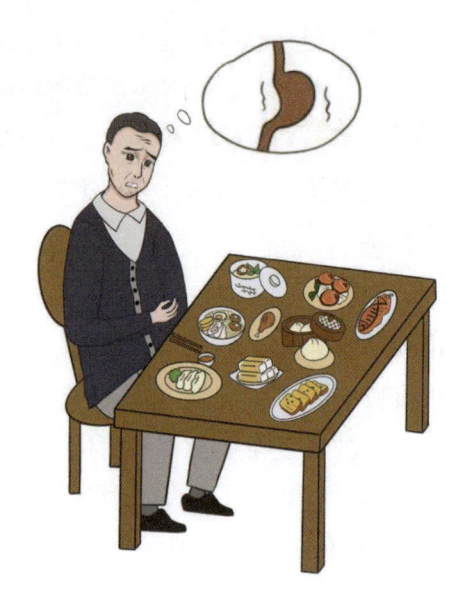

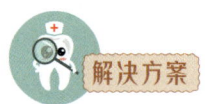

解决方案

针对牙齿松动导致的胃肠问题，最好的解决方案是寻求牙医的帮助，进行专业治疗，从根本上解决牙齿问题，如采取牙齿矫正、种植牙等方式来恢复牙齿的功能。同时，老年人应注重日常口腔卫生，定期进行牙齿检查，预防牙龈病、牙周病等导致牙齿松动的问题。常见的牙周病多是从清洁不到位导致牙龈红肿，进而引发牙龈炎发展而来。在牙龈炎阶段还没有造成牙槽骨的破坏，通过洗牙以及正确的刷牙、用牙线去清洁便能够阻止疾病进展。但是如果放任不管，牙槽骨也受到牙龈炎症侵蚀，便进展到了牙周炎，这时，即便通过牙周治疗控制炎症，受侵蚀的牙槽骨和退缩的牙龈也长不回来了，牙也会出现松动等情况。如果这时还继续放任不管，牙齿将慢慢脱落。

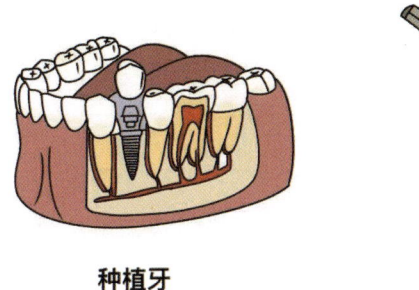

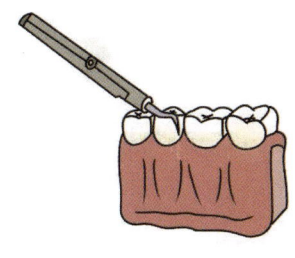

种植牙　　　　　　　　　　洁牙

同时，即使在牙齿松动期间，老年人也可以通过改变饮食习惯来减轻对胃肠系统的负担，例如选用易于咀嚼和消化的食物，适当增加液体食物，如汤和糊状食物的比例，确保充足的蛋白质和纤维素摄入，以帮助维持营养平衡和胃肠健康。

小贴士

总之，牙齿松动不仅影响老年人口腔健康，还可能间接影响胃肠系统的健康。保持良好的口腔卫生习惯、定期进行牙齿检查和适当调整饮食，可以有效减轻这种影响，促进身体健康。

三、为什么牙齿脱落后,我看起来老了很多?

情景导入

王爷爷最近总是特别不开心,家人们就问他怎么了?他说自从自己掉了两颗牙后,不仅觉得吃饭没以前得劲了,而且还觉得自己越来越憔悴,皱纹也越来越多,看起来好像老了许多,他的心里那叫一个难受啊。家人赶紧带着王爷爷来到医院,看有没有办法解决他的牙齿问题,缓解他的焦虑情绪。

问题解析

牙齿不仅是我们咀嚼食物的工具,它们还在我们的面部结构中扮演着关键的支撑角色。当牙齿脱落后,不仅咀嚼功能下降,更重要的是,许多老年人会发现自己在外观上显得更加衰老,有一种"老态龙钟"的感觉,这背后的原因既有生理层面的,也有心理层面的。

(一)生理层面的改变

1. 面部支撑结构的丧失

牙齿为面部提供了必要的支撑,帮助维持面部轮廓以及面部骨骼和肌肉的平衡。当牙齿脱落后,失去了原有的支撑,面部软组织(如皮肤和肌肉)可能会逐渐塌陷,尤其在颊部和下颌线周围,嘴角下垂、法令纹加深等现象逐渐显现，这会导致面部轮廓呈现一种下垂、松弛的趋势，使得老年人看起来更加老态。

2. 咬合力的改变

牙齿的缺失还会影响到咬合力的分布。咀嚼食物时，牙齿对食物的摩擦和撞击可以刺激面部肌肉，促进血液循环，有助于保持面部肌肉的紧致和弹性。然而，当牙齿脱落时，咀嚼功能减弱，剩余的牙齿要承担额外的压力，时间长了，这种不平衡的力量分布可能导致牙齿移位，甚至使面部肌肉进一步松弛，外观更加老态。

3. 面部肌肉的使用

我们使用面部肌肉来进行情感表达和说话，牙齿的脱落会影响这些肌肉的正常使用。这种变化不仅影响表情的自然展现，还可能导致面部某些区域的肌肉萎缩，这也是面部显老的一个重要原因。

（二）心理层面的影响

除了生理的影响，牙齿的脱落还会影响老年人的心理状态。脸是人与人交流时重要的非语言沟通工具之一。牙齿脱落可能导致老年人在社交场合中感到自卑，因为担心自己的笑容不再完美而减少微笑和表达正面情绪的频率。这种消极的心态会进一步影响老年人的自信心和魅力，同样会让人有老态的印象，这种心理变化也可能进一步增加面部衰老的感觉。

解决方案

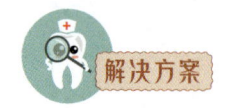

　　幸运的是，随着现代牙科技术的进步，有多种解决方案可以帮助应对老年人牙齿脱落带来的面部老化问题。例如牙齿种植，可以模仿自然牙齿的结构，不仅能恢复咬合功能，也能提供必要的面部支撑；固定桥，可以利用邻近的牙齿作为支撑，填补缺失牙齿的空隙；活动假牙，适用于多颗牙齿丢失的情况，可部分恢复面部轮廓。其次，保持良好的口腔卫生习惯是预防牙齿脱落的关键。定期洁牙、检查，及时发现并治疗牙周病等口腔疾病，有助于保持牙齿的健康和稳定。此外，老年人加强面部肌肉的锻炼也是非常重要的。通过面部按摩、细微的面部运动等方式，可以锻炼面部肌肉，减缓肌肉松弛的速度。最后，保持积极的心态同样不可忽视。我们应该自在地展现自己的笑容，用自信来面对岁月的痕迹。

小贴士

　　综上所述，牙齿的脱落确实可能导致老年人面部显得更为老态，但通过及时的干预和治疗，可以有效地减轻这些变化。重视口腔健康，选择合适的解决方案，不仅能够提升咀嚼能力和生活质量，还能在很大程度上维持老年人自信的面容，进一步增强其自信心，使其在社交场合更加从容。

四、我并不想宅家，但缺牙让我不自信，怎么办?

情景导入

王爷爷本是一个外向的老大爷，喜欢在公园和朋友下棋，但最近在公园却经常看不见他的身影。他的朋友们都很纳闷并且担心，急忙前往王爷爷家询问，结果王爷爷的子女告诉他们，自从王爷爷缺牙后，便变得沉默了，也不愿意出门了，他们也很着急。朋友们一听说，这可不行，急忙拖着王爷爷去口腔医院咨询有没有什么办法能解决王爷爷缺牙的问题。

问题解析

在我们的日常交往中，微笑经常是人际沟通的第一步，是友谊的桥梁，也是自信的体现。然而，随着年龄增长，身体功能自然衰退，加之饮食习惯的改变，缺牙问题逐渐成为越来越多的老年人面临的健康挑战。缺牙不仅影响老年人的咀嚼功能，还可能让他们在社交场合中缺乏自信。当老年人因为缺牙而不能完美展示他们的微笑时，不可避免地会对他们的心理状态和社交行为产生影响。

1. 缺牙对外观的影响

第一印象很大程度上是由外观决定的，而微笑是人类最直接、最有力的非语言交流方式之一。在许多文化中，健康、整齐的牙齿被视为美丽的标准之一。因此，当老年人因为缺牙而面部塌陷、皱纹加深，让他们觉得自己的微笑不再完美时，这可能会直接影响他们对自身外表的满意度。他们可能会在社交场合中觉得不够吸引人，这种感觉会削弱他们的自信心，使得老年人看起来更为衰老。

2. 缺牙对言语的影响

牙齿不仅仅在外观上对老年人有影响，它们还在发音过程中扮演着关键角色。缺牙可能会导致发音不清、言语模糊，对某些字词的发音尤其有影响。这可能会让老年人在交流时感觉尴尬，不自觉地减少在公共场合或是新认识的人面前说话，从而影响社交互动和自信心，对他们的社交活动产生负面影响。

3. 缺牙对心理健康的影响

长期的负面情绪和社交障碍可能导致老年人出现更广泛的心理健康问题，如焦虑、自卑及抑郁。他们可能会因为担心被他人评判而减少社交活动，这带来的孤独感会加剧负面情绪，形成一个恶性循环，导致生活质量下降。

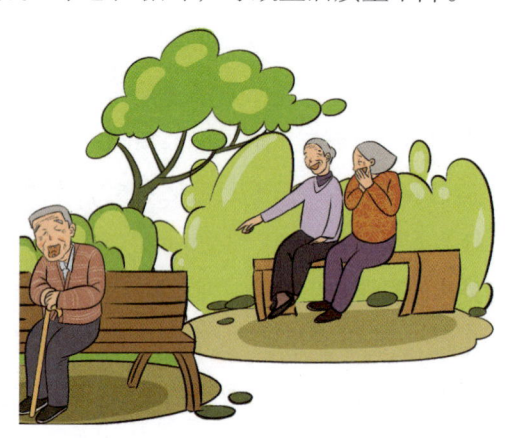

解决方案

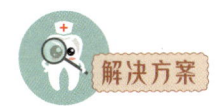

幸运的是,随着牙科技术的飞速进步,哪怕是大量缺失牙列,也有多种方案可以解决缺牙问题,从而帮助老年人恢复自信的微笑。这些技术包括牙齿种植、桥接和佩戴假牙等。

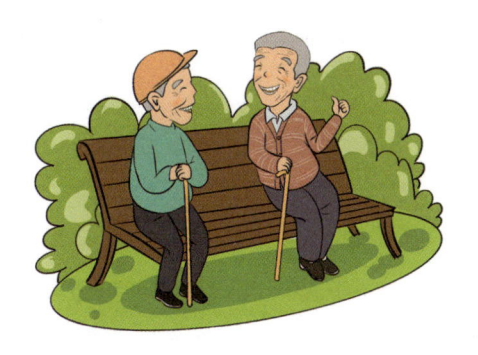

小贴士

缺牙对老年人的自信心影响较大,影响范围覆盖外观、交流和心理健康。然而,通过现代牙科的帮助,这个问题是可以得到有效解决的。重要的是,老年人需要意识到有选择治疗的可能性,并且鼓励因缺牙而失去自信的老年人去寻求专业的帮助。解决缺牙问题,不仅是恢复了一个人的微笑,更是恢复了他们的自信心,提高了他们的生活质量。

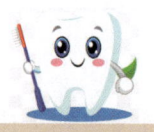

第三节 这些口腔问题是身体发出的警报哦
——全身系统性疾病在口腔的表现

一、牙龈增生、出血、坏死，可能是患有急性白血病的表现

情景导入

白婆婆今年60多岁，退休后的生活也没有什么负担，可是最近一个多月她总皱着眉头。原来她无缘无故地出现了牙龈肿痛，本以为又犯了"牙龈炎"的老毛病，坚持几天就扛过去了，但1个月过去，她发现口腔内开始"长疱"，还伴随牙龈黏膜出血和坏死溃疡。白婆婆突然紧张起来，在家人的陪同下立刻到医院看病。白婆婆完成一系列检查之后，被诊断为白血病。白血病为什么会引起牙龈出血呢？有哪些常见的口腔症状呢？得了白血病该如何进行口腔清洁呢？

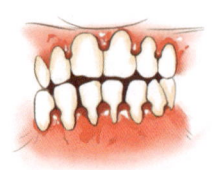

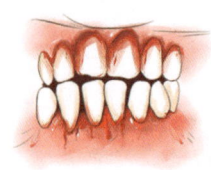

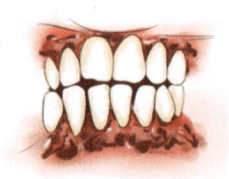

问题解析

以上故事中,白婆婆遇到的情况是白血病在口腔中常见的表现。

1. 白血病引起牙龈出血的原因

牙龈出血是白血病最常见的口腔症状。白血病的口腔表现主要为牙龈明显增生、肥大、水肿。白血病患者牙龈出血有以下几种原因:第一,白血病患者血小板降低导致凝血功能障碍,容易引起牙龈出血;第二,白细胞增殖浸润和损伤牙龈组织,会造成牙龈组织极度增生,而且外形不整齐,质地松软而更易出血;第三,部分患者可能由于免疫力低下,继发感染,导致牙龈肿胀而出血。

2. 白血病常见的口腔症状

白血病患者的牙龈和口腔黏膜常有自发性出血,检查时可见龈缘有血凝块,口腔黏膜形成瘀点、瘀斑或者血肿等,患者在食用苹果、梨等较硬的食物时,可能会在食物上留下血迹,或者是接受拔牙、洁治术后出血不止而进一步确诊。有时可见患者牙龈和口腔黏膜颜色苍白,有不规则的表浅溃疡,常不易愈合,还可出现

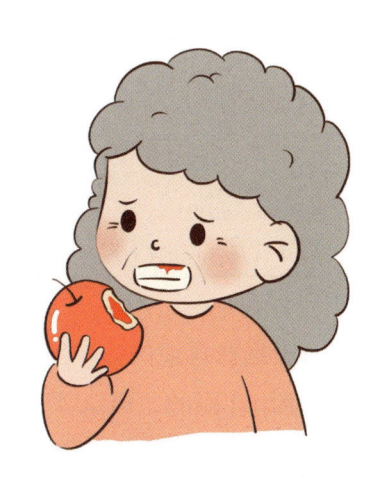

牙龈红肿或坏死等，也可能会影响咀嚼食物。

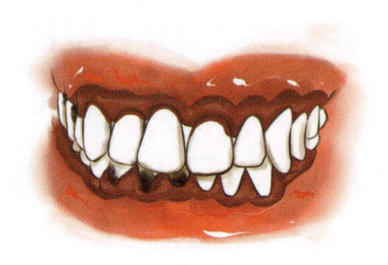

牙龈肿胀

除了牙龈出血，患者常见的全身症状还包括发热、贫血等。白血病细胞增殖浸润，会导致全身淋巴结肿大、肝大以及脾大，胸骨下端局部压痛，此外，还有一些不典型的症状，比如异常关节疼痛、不明原因的头疼等。如果出现上述表现，应引起重视，及时就医检查。

3. 白血病患者的口腔清洁方法

白血病患者在化疗期间及骨髓移植术后可能发生各种各样的口腔疾病，常常给患者带来疼痛、咀嚼、吞咽困难、张口受限及营养不良等困扰，甚至严重影响患者的生活质量。在治疗白血病的同时，医生常常会嘱咐患者做好口腔清洁，达到尽可能清除口腔内的感染灶、稳定口腔环境、预防并减少并发症的目的。白血病患者的口腔护理，分为以下几个方面。

（1）选择合适的口腔清洁工具：白血病患者急性期是不能常规使用牙刷的，但这并不代表口腔卫生可以忽略。患者在家属的配合下，可利用镜子及手电筒灯光的辅助，每日至少进行一次口腔检查，同时可用温盐水等溶液含漱。急性期过后再用软毛牙刷、冲牙器等彻底清洁口腔。需要提醒的是，进食后一定要用清水漱口，因为保持口腔卫生至关重要！遵医嘱选择刷头较小的软毛牙刷进行刷牙，使用牙刷前最好先用温水浸泡5～10分钟软化牙刷，以减少对口腔黏膜造成的损伤。应尽量选择使用无颗粒含氟牙膏，可减少龋齿的发生。最好每月更换一次牙刷。

（2）掌握正确的刷牙方法：最好在进食后30分钟内刷牙，以减少食物残渣滞留，避免滋生细菌。每天至少刷牙2次，每次至少3分钟。采用"巴氏刷牙法"，刷牙时应"画圆圈"刷牙而不是"拉大锯"。刷牙时用温水，可避免刺激，减少牙齿炎症的发生。如果佩戴有假牙，必须每日取下清洗。睡前和不使用时须将假牙取下来。不可使用牙签剔牙，以免损伤牙龈，引起牙龈出血和口腔感染；而且牙签难以清除牙缝中的食物残渣，还会使牙缝变宽。

（3）掌握正确的漱口方法：有出血倾向的患者建议不刷牙，使用漱口水漱口，以避免引起出血、感染。吃完东西或自觉口腔干燥不适时，可采用温盐水漱口。口腔黏膜严重破损而导致疼痛时，可遵医嘱局部用药以缓解疼痛。当口腔出现真菌感染时，遵医嘱采用含药物的漱口液进行含漱。

（4）养成良好的饮食习惯：患病期间尽可能选择质软、易消化的食物（如蒸蛋、豆腐等），特别注意蛋白质与维生素B、维生素C的摄取。避免饮用或食用刺激性饮食，如酒，质硬、油炸、辛辣及过烫的食物，以减少对口腔黏膜的刺激。此外，还应保证每日充足的饮水量，以保持口腔黏膜湿润。化学治疗（简称化疗）引起口腔严重干燥时，可咀嚼无糖口香糖以刺激唾液分泌，也可使用人工唾液来治疗。

最后，当白血病患者出现口腔疾病需要治疗时，应遵医嘱进行口腔检查和治疗。

小贴士

大多数人认为牙龈出血是因为"上火"了，不引起重视。也有的人刷牙老是刷出血，啃咬苹果、梨时，一口咬下去就是缕缕血丝，进而发现有时用力一吸也会有出血现象，担心患有白血病而惴惴不安。其实，导致牙龈出血的因素有很多，可能是口腔局部的疾病，如牙周炎、牙龈炎等，当然也可能是全身性疾病，如白血病、再生障碍性贫血等。首先还是要保持冷静，不要紧张，及时去正规医院就诊，完善口腔、血液方面或全身相关检查。对于突然出现无原因的牙龈出血，我们应警惕，最好尽快到医院就诊。

二、口腔黏膜苍白、舌面光滑发亮、口腔黏膜溃疡，可能是患有缺铁性贫血的表现

情景导入

谢爷爷今年70岁，非常注重养生，一直秉持素食主义，因为他听说吃素食不仅有保护心脑血管，降低血脂、血压的功效，还能让肠胃适当地放松一下，好处多多。最近，爱好运动的谢爷爷爬楼梯时出现心悸、气短，下蹲后会出现头晕的症状，经常疲劳乏力、无精打采，即使在休息后也难以恢复精力，还出现了口腔黏膜苍白、舌面光滑发亮、口腔黏膜溃疡的口腔症状。谢爷爷紧张极了，赶紧到医院就诊，最后被诊断为缺铁性贫血。缺铁性贫血的口腔表现有哪些呢？为什么缺铁性贫血会出现口腔症状？老年人应该如何预防缺铁性贫血呢？

问题解析

以上故事中，谢爷爷遇到的问题就是缺铁性贫血。接下来，我们一起来了解一下缺铁性贫血在口腔中的常见表现。

1. 缺铁性贫血的口腔表现

一般情况下，缺铁性贫血的患者会出现面色苍白、浑身乏力、易疲倦、头晕、心悸、气短、食欲减退等表现。缺铁性贫血也有特殊口腔表现，可出现口腔黏膜苍白，舌面丝状乳头及菌状乳头萎缩，舌面光滑发亮，舌尖可见萎缩性改变，唇、颊及舌黏膜受刺激或炎症刺激，可形成溃疡，黏膜

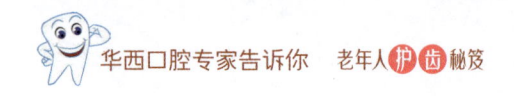

和舌有烧灼痛，口角有炎症或皲裂。

2. 贫血引起相关口腔症状的原因

缺铁性贫血患者会出现口腔黏膜、睑结膜和甲床苍白，这是贫血时机体为保障重要脏器（心、脑、肾、肝、肺）的灌注，减少了皮肤黏膜的血液供应所致。缺铁性贫血患者还可能有皮肤粗糙、指甲薄脆无光泽、匙状甲、毛发干枯易折、口角炎等表现，这与细胞内含铁酶的减少有关。此外，口腔黏膜需要血液的滋养，贫血患者血液供给减少，所以容易发生口腔黏膜溃疡。

3. 老年人预防缺铁性贫血的措施

老年人由于味觉减退，咀嚼、吞咽及消化等功能衰退，造成食物摄入量及摄入种类减少，需要保障其食物多样性和摄入量，保证能量和营养物质的摄入。

鼓励老年人多摄入富含铁的食物，提醒老年人在膳食中搭配富含维生素 C 的食物，有助于铁的吸收，如瘦肉、鱼类、豆类、蛋类、绿叶蔬菜等。

（1）摄入充足的食物，保证大豆制品、乳制品的摄入。

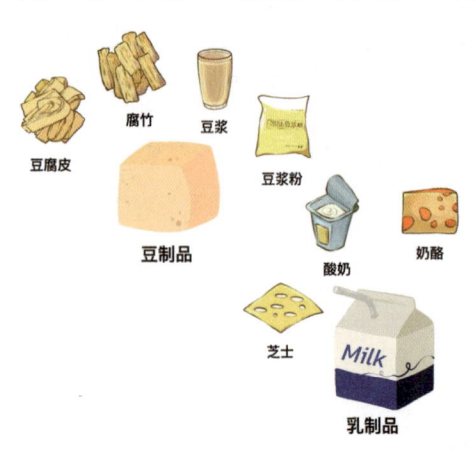

（2）鼓励老年人多摄入富含铁的食物，如瘦肉、鱼类、豆类、蛋类等。

（3）增加在膳食中搭配富含维生素 C 的食物，有助于铁的吸收。

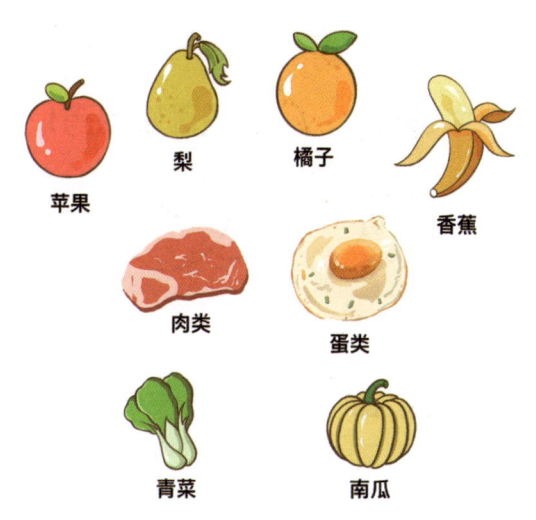

苹果　梨　橘子　香蕉
肉类　蛋类
青菜　南瓜

（4）饭前、饭后 1 小时内不宜饮用浓茶、咖啡，这些饮料中的物质可能会干扰铁的吸收。

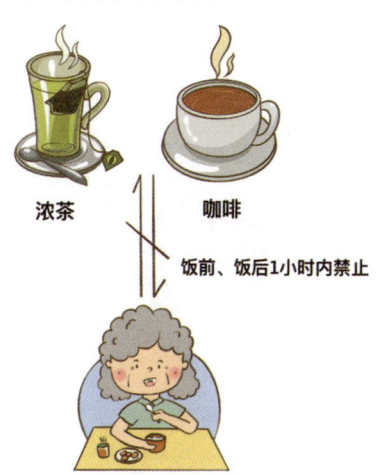

浓茶　咖啡
饭前、饭后1小时内禁止

（5）鼓励膳食摄入不足或者存在营养不良的老年人遵医嘱使用含铁、叶酸等营养素的补充剂，但需注意剂量和时间的控制，以避免过量或影响其他药物的吸收。

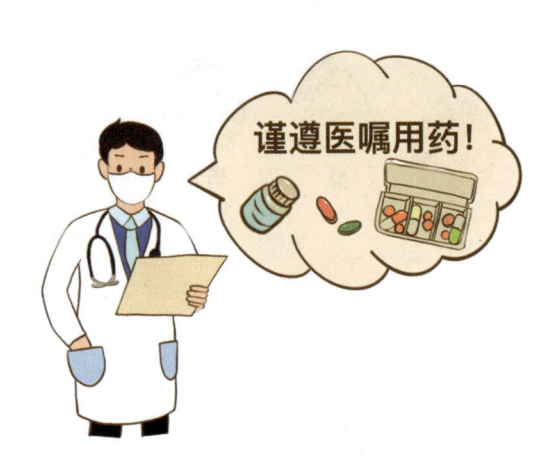

（6）如果因为牙齿松动、脱落等口腔问题而减少肉类和蔬菜的摄入，要积极解决口腔问题，让老年人咬得动、吃得香。

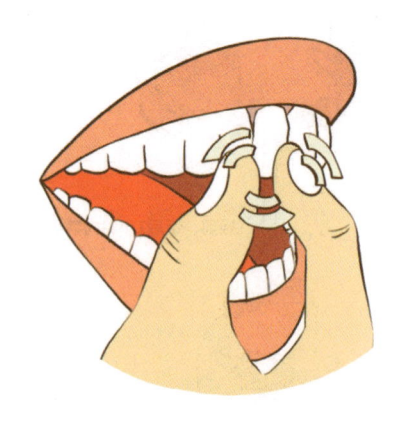

第一章 牙好,身体才好——老年人口腔健康与全身健康

小贴士

寻找和去除导致缺铁的原发病因是治疗缺铁性贫血的重要步骤。当出现面色苍白、全身乏力、疲倦等症状,并伴有口腔黏膜苍白、舌面光滑发亮、口腔黏膜溃疡,怀疑自己贫血时,最好到正规医院就诊,明确诊断后接受专科治疗,避免耽误病情。

三、牙龈红肿,呼气有甜味或烂苹果味,可能是患有糖尿病的表现

情景导入

唐爷爷今年70多岁,喜欢甜食,最近一直抱怨牙齿怕冷、怕酸,牙龈红肿、疼痛,一开始觉得是"上火"引起的,便没太在意。直到上周,唐爷爷牙疼得无法进食,呼气有烂苹果味,同时有乏力、恶心、呕吐的症状,实在忍不了了才决定到医院就诊。检查后医生告诉他,这是糖尿病酮症酸中毒,需要立刻进一步治疗。糖尿病和口腔健康有什么关系?老年糖尿病患者容易出现哪些口腔问题?糖尿病患者如何做才能有效预防口腔疾病?

问题解析

以上故事中,唐爷爷遇到的情况是糖尿病酮症酸中毒在口腔中的常见表现。

1. 糖尿病和口腔健康的关系

由于老年糖尿病患者的唾液量减少、唾液内葡萄糖浓度升高等原因，口腔的自洁力下降，易引起病原微生物的滋生和繁殖；同时，血管病变会造成牙龈等口腔组织缺血缺氧和损伤，更容易受到细菌等有害物质的侵袭。在长期高血糖作用下，老年糖尿病患者的牙周组织抗感染能力减弱、伤口愈合能力下降，导致口腔疾病变得迁延难愈。糖尿病患者唾液量减少，口腔黏膜会变得很干燥，当血糖得不到控制时，口腔的抵抗力也会下降，容易受到病原微生物的感染，从而使口腔黏膜病变的风险上升。血糖控制不佳的糖尿病患者更容易出现味觉异常，比如以前感觉口味不错的东西尝起来有些怪异。

糖尿病可诱发和加重口腔疾病，口腔病变又能使糖尿病的病情恶化，血糖更难以控制。

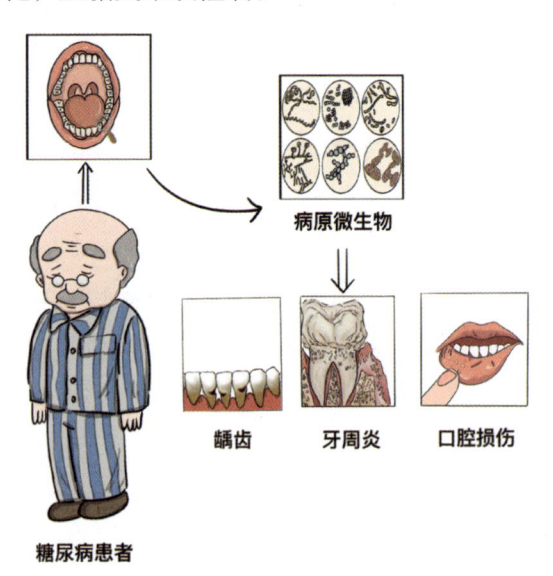

2. 糖尿病容易引起的口腔问题

糖尿病患者身体免疫状态异常时，即机体抵抗力下降时，更易引起口腔问题。糖尿病患者的血糖持续升高，会增加牙周感染的风险，表现为牙龈充血、出血或者是牙周脓肿、口臭等。糖尿病患者若是血糖控制不好，会造成大量牙结石堆积，牙结石会刺激牙周的组织，从而诱发牙周炎，使得牙周部位肿胀，牙齿松动。由于高血糖状态使唾液中含糖量较高、唾液量少，牙齿的自洁作用减弱，这种环境非常有助于龋菌的生长，因此糖尿病患者的龋齿发生率明显高于一般人。糖尿病患者龋缘容易出现肉芽肿及牙周袋，牙周袋内可能有积脓，随之牙齿周围牙槽骨吸收，导致牙齿松动、脱落。年龄越大，牙槽骨吸收和牙齿松动、脱落现象越普遍。

3. 糖尿病患者如何有效预防口腔疾病

（1）合理控制自身血糖：控制好血糖是规避口腔疾病侵扰的首要条件，只有血糖控制平稳，才能够更好地预防口腔疾病。对于一些已经出现口腔疾病的糖尿病患者来说，也可以通过维持血糖水平的平稳，辅助口腔疾病的治疗。

（2）养成良好的饮食习惯：首先要减少进食含糖食物的次数。很多细菌积聚在牙齿及牙龈边缘，它们利用食物中的糖分产生酸性物质，这些酸性物质可以侵蚀牙齿，引发龋齿。其次要少食辛辣、过热和过凉的食物，以免对口腔黏膜造成损害。另外，要多食用含维生素 C 和维生素 B 族的食物，如西红柿、黄瓜和全麦食品等。

（3）建立良好的口腔卫生习惯：首先，要重视早晚刷牙、饭后漱口。每天至少刷牙两次，早、晚各一次，晚上刷牙后不再进食。其次，应坚持饭后漱口，有助于清除食物残渣，保持口腔清洁。平时还应注意口腔卫生，勤刷牙，但不应过于用力，刷牙的方法一定要正确，避免对牙龈造成损害。选用合适的牙刷和含氟牙膏，因为刷毛柔软有弹性、刷面平坦、刷毛末端磨圆的牙刷能减少对牙齿的磨损，含氟牙膏中的氟能与牙釉质结合，使牙齿更坚固，有良好防龋齿的作用。

（4）定期口腔检查，及时就医：要定期进行口腔健康检查。看病时一定要向口腔科医生说明自己的糖尿病史和目前血糖控制情况。龋病、牙周病等常见口腔疾病，发病隐蔽，不易察觉，出现疼痛等不适症状时已到疾病中晚期。因此，若出现口腔不适，早就医、早治疗是关键。

（5）不要吸烟：糖尿病患者牙周病发病率也与吸烟有关，吸烟可加重牙周病引起的牙龈肿痛出血、牙齿松动等口腔问题。

（6）保持良好心态：保持良好乐观的心态，糖尿病只要处理得当，血糖控制良好，即使口腔疾病的处理难度加大，也还是可以处理的。过于紧张和大的情绪波动，会因神经调节的紊乱，使口腔黏膜更易出现溃疡。

小贴士

糖尿病与口腔疾病是紧密相连的一组健康问题，我们不能忽视它们的存在，更不能轻视它们的影响，只有通过科学的方法，才能有效地预防和治疗口腔疾病，让糖尿病患者更健康、更快乐地生活。

四、口腔黏膜出现白色病损、白斑、肉瘤、疱疹等，可能是患有艾滋病的表现

情景导入

艾爷爷今年70岁，3个月以来口腔内有大面积白色改变，有疱疹，伴有灼热感及疼痛症状，在当地医院耳鼻喉科就诊，抗生素治疗一周没有好转。为求进一步治疗，艾爷爷到某地口腔医院就诊，自述有冶游史，医生查体发现他双颊、咽后壁、上颚及舌部可见大面积白色假膜，可擦去，双侧舌缘可见毛状白斑。完善一系列检查后，艾爷爷被诊断为获得性免疫缺陷综合征（AIDS，即艾滋病）。艾滋病的口腔表现有哪些？其相关的口腔表现可以自愈吗？如何预防艾滋病？

问题解析

以上故事中，艾爷爷遇到的情况是艾滋病在口腔中的常见表现。

1. 艾滋病的口腔症状

艾滋病是机体感染人类免疫缺陷病毒（HIV）后导致的全身性疾病。艾滋病在口腔中的表现不容忽视。口腔是反映全身健康的重要窗口，许多艾滋病患者发病初期即出现口腔病损，通过口腔表现认识艾滋病具有重要的意义。

（1）口腔念珠菌病：是艾滋病患者最常见的口腔病症，

主要表现为口腔黏膜广泛的假膜、糜烂，患者常出现进食疼痛的症状，对治疗反应不佳且易复发。需要注意的是，口腔念珠菌病也是临床常见口腔黏膜病，大家不要一出现相关症状就对号入座哦。

（2）毛状白斑：是艾滋病患者常有的口腔表现，在艾滋病中的发生率仅次于口腔念珠菌病，对艾滋病也具有高度提示性，常表现为双侧舌缘的白色或灰白色皱褶状斑块。病变也可延伸到舌腹部及舌背部，过度增生时呈毛绒状，无法被擦去，患者可无自觉症状或伴轻度烧灼感。

（3）反复发作的疱疹：HIV感染易导致免疫力低下，艾滋病患者感染疱疹病毒后常常表现为疱疹反复发作，口腔黏膜上出现成簇聚集的易破小水疱及糜烂面，并伴有烧灼感及疼痛。

（4）艾滋病相关牙周病：艾滋病患者常出现牙周组织感染，表现为牙龈的线性红斑、进展快速的牙周炎及急性坏死性龈口炎，而这些牙龈牙周疾病在正常患者中也可能出现，需要口腔科医生来作出专业的判断。

（5）猖獗龋：HIV感染会导致唾液腺破坏，继发唾液分泌量减少和清洁功能下降，患者可能出现严重的龋坏，进展迅速。

（6）口腔色素沉着：一部分艾滋病患者可出现口腔过度色素沉着，可能与服用抗逆转录病毒药物，如齐多夫定等有关，表现为口腔黏膜多发黑褐色斑点或斑块样色素沉着。

此外，艾滋病患者还可能伴发卡波西肉瘤、非霍奇金淋巴瘤等恶性肿瘤，这就更需要医生来进行检查和评估了。

2. 艾滋病相关的口腔表现是否能自愈

这些艾滋病相关的口腔表现都不能自愈，长期发展下去甚至可能越来越严重，仅靠抗病毒治疗也无法对艾滋病相关的口腔表现达到控制作用。因此，艾滋病患者出现口腔不适时，应当及时就诊。

3. 如何预防艾滋病

HIV 的主要传播途径包括性接触传播、血液传播和母婴传播，一般日常生活接触不会造成 HIV 的传播。面对艾滋病，预防永远放在第一位，预防艾滋病的方法包括以下几种。

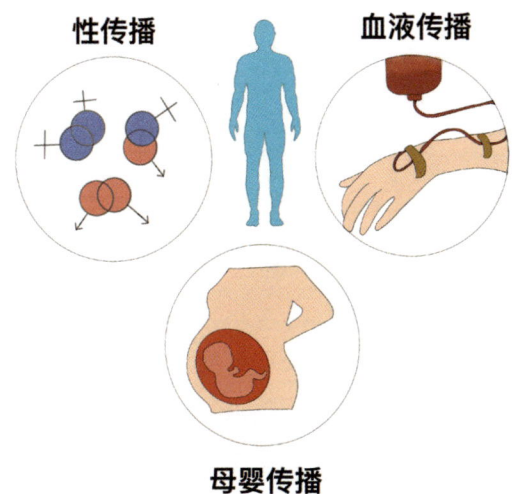

性传播　**血液传播**

母婴传播

（1）远离毒品，不与他人共用注射器。

（2）日常生活中不与他人共用牙刷、剃须刀等私人物品。

（3）到具备严格消毒条件的正规医疗机构进行洁牙、拔牙、打针、针灸、手术等。

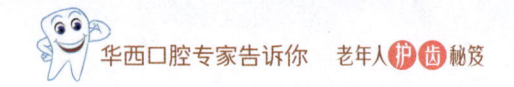

（4）要在经医生指导并确保血液安全的情况下进行输血或使用血制品。

（5）洁身自爱，避免任何无安全保障的性行为等。

小贴士

艾滋病患者日常应注意口腔护理。保持口腔卫生，餐后漱口，早晚刷牙，坚持使用牙线、牙缝刷，不与他人共用牙刷、牙线、牙缝刷等；健康饮食，远离高糖食物；定期口腔检查，并主动告知医生自身的患病和治疗情况。

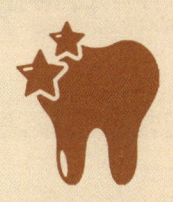

第二章
健康从"齿"开始
——老年人日常口腔保健

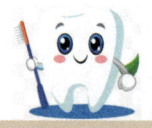

第一节　日常生活中该如何做好口腔保健

一、日常饮食该注意什么？

情景导入

李婆婆很关注自己的口腔健康，她从网络上了解到饮食会对口腔健康产生很大的影响，但不清楚日常生活中应该如何注意饮食，她趁着这次调整假牙的机会咨询了医生。

问题解析

饮食与口腔健康密切相关，在日常生活中应注意以下几个方面。

1. 饮食均衡及多样化

老年人每天的饮食应包括五谷杂粮、鱼、肉、蛋、奶、蔬菜和新鲜水果等，建议平均每天摄入食物12种以上，每周25种以上，对不同的食物进行搭配，种类越丰富越好。

2. 少糖少酸

糖类代谢产生的酸性物质会造成牙釉质脱矿，导致龋齿。酸类食物会酸蚀牙齿，口腔长期处于酸性环境也不利于口腔健康。日常生活中应减少蛋糕、糖果、饼干等高糖类食物及碳酸饮料等酸类食物的摄入。

3. 少盐饮食

由于味觉变化老年人会无形中摄入更多的盐，导致钙的吸收减少和排泄增加，而钙是牙齿和牙槽骨重要的组成元素。世界卫生组织（WHO）推荐，每人每日吃盐量以 5 克为宜，最多不超过 6 克，相当于平平的一啤酒盖的量。

4. 避免易损伤口腔的食物

老年人的口腔黏膜较薄，辛辣、刺激、尖锐、粗糙和过硬的食物可能对老年人的口腔黏膜、舌体组织等造成不必要的创伤。

5. 多饮水

大多数老年人由于唾液分泌减少，具有口腔干燥的表现，自洁作用差，细菌容易生长进而易引发龋齿。多饮水有利于减轻口干症状，也能起到湿润和清洁口腔的作用。

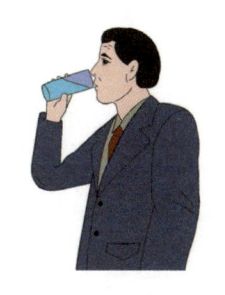

小贴士

餐后漱口有助于清除食物残渣，防止细菌滋生。建议使用温水或含有抗菌成分的漱口液漱口，每次漱口持续

20～30秒。

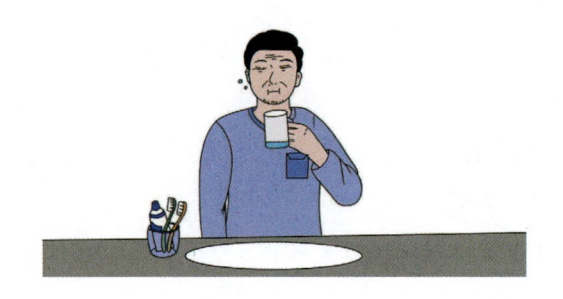

二、我的牙为什么总是刷不干净呢？

情景导入

李婆婆每天早晚都刷牙，但最近发现自己牙齿表面总是有黄色的"斑点"。于是，李婆婆来到医院就诊。医生询问了李婆婆平时的刷牙习惯。原来，李婆婆一直以为刷牙就是挤上牙膏，在每一颗牙齿上大概刷一下就可以了。所以，李婆婆虽然每天早晚都在认真刷牙，但是刷牙的方法不对，导致她的牙齿总是刷不干净。

问题解析

刷牙是应用最广泛的保持口腔清洁的方法，适用于所有人群。掌握正确的刷牙方法才能有效清洁口腔，不正确的刷牙方法会对牙周或牙体组织造成损伤，如牙龈退缩、楔状缺损等。

正确的刷牙方法与注意事项如下。

1. 刷牙方法

正确刷牙方法：水平颤动拂刷法／改良"巴氏刷牙法"。

（1）牙齿外侧面：可将牙刷与牙齿之间呈 45 度，放在牙龈与牙齿之间纵向擦洗，动作一定要轻柔，过于用力可能会引起牙龈出血。

（2）牙齿咬合面：将牙刷和牙齿咬合面呈 90 度，横向擦洗。

（3）牙齿内侧面：将牙刷竖起来，纵向轻刷上下牙齿。

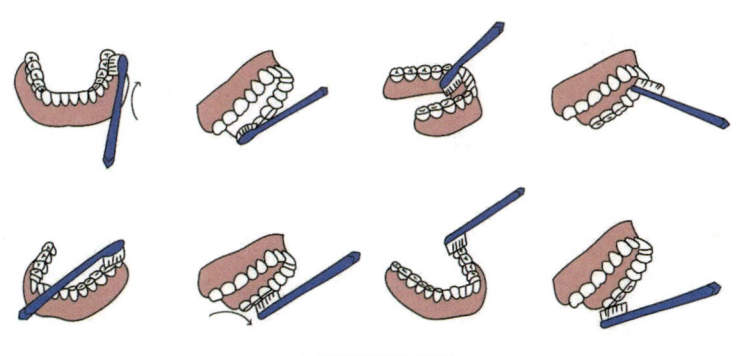

水平颤动拂刷法

2. 刷牙力度

刷牙时注意保持适中的力度。刷牙并不是力度越大刷得越干净，用力过猛反而会损伤牙釉质、牙龈等，因此，适当的力度配上正确的方法才能做到有效的清洁。

3. 刷牙顺序

建议从最后一颗牙齿开始，按照一定的顺序刷，保证每一颗牙齿的每一个面都被刷到，注意不要忽视下前牙内侧和最后一颗牙的远端。

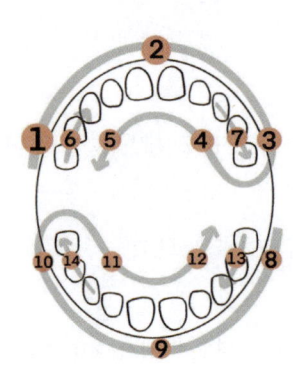

注：1、2、3表示上牙外侧，4、5表示上牙内侧，6、7、13、14表示咬合面，8、9、10表示下牙外侧，11、12表示下牙内侧。

4. 刷牙时间

建议每次刷牙时间至少3分钟，难刷的部位（如后牙的内侧、最后一颗牙的远端和不齐的牙）多花一点时间刷。

5. 刷牙次数

最好在餐后和睡前各刷一次牙，每天至少早晚各一次，晚上睡前刷牙更重要。

小贴士

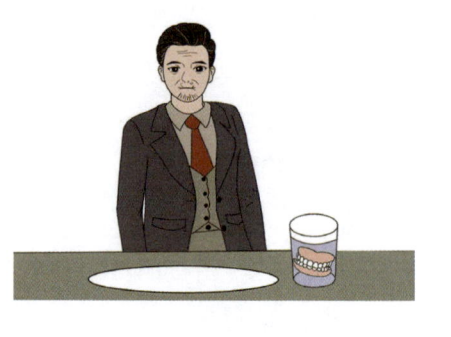

老年人随着年龄的增长，牙龈退缩，牙间隙增大，容易发生食物嵌塞。因此，除了正确刷牙外，老年人还应借助牙间隙刷、牙线、冲牙器等辅助清洁工具清洁牙与牙之间的缝隙。

第二章 健康从"齿"开始——老年人日常口腔保健

对于有假牙的老年人，每餐后应该摘下假牙进行清洁。

三、牙刷该怎么选呢？

情景导入

牙刷是清洁口腔的重要工具，然而市面上有非常多的牙刷类型，如普通牙刷、喷头式牙刷、喷雾牙刷、弯毛牙刷、半导体牙刷及电动牙刷等，不同类型的牙刷还有不同刷头大小、不同刷毛材质、不同的手柄设计等，让人眼花缭乱，李婆婆不知道如何选择适合自己的牙刷。

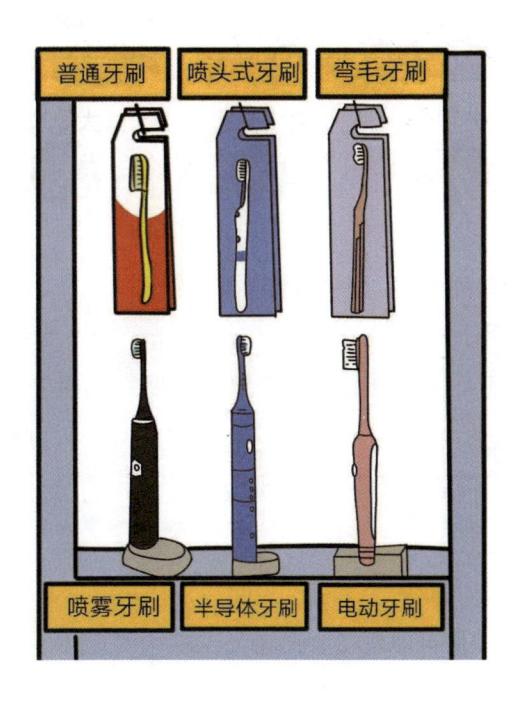

普通牙刷	喷头式牙刷	弯毛牙刷
喷雾牙刷	半导体牙刷	电动牙刷

华西口腔专家告诉你　老年人护齿秘笈

> 问题解析

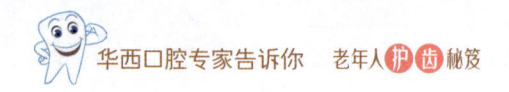

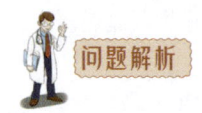

不合适的牙刷不但无法产生良好的清洁效果，还会给我们的口腔造成一定的损伤，根据自身口腔特点选择适合的牙刷是非常重要的。

老年人的牙刷选择应掌握以下原则。

1. 刷头大小适宜

以刷头横着放能覆盖两颗牙齿为宜，太大灵活性不够，太小则刷牙效率太低。

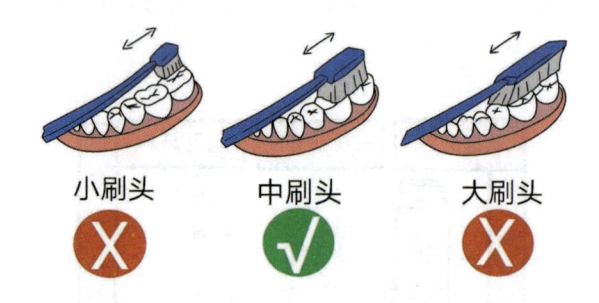

小刷头 ✗　　中刷头 ✓　　大刷头 ✗

2. 刷毛软硬适中、顶端圆钝、排列合理

软毛刷比较适合老年人，但不能太软，太软清洁力不够，太硬易损伤牙齿和牙龈，以在牙龈不会感觉疼痛的前提下再硬一点的刷毛为宜。刷毛也不宜过密，因刷毛中经常残留一些食物残渣及肉眼看不到的细菌，如刷毛过密很难清洁干净。

3. 刷柄握持方便

刷柄应符合人体力学设计，在刷牙时能够轻松使力，以个人的使用感受为准。

小贴士

①牙刷的保管：刷牙后，用清水洗干净，将刷毛上的水甩干，刷头朝上，放置于通风处。②牙刷的更换：建议每3个月更换一次牙刷。若出现刷毛软塌、根部颜色变深等情况，也应更换牙刷。③电动牙刷及其他功能牙刷：最好咨询医生的意见，在医生的指导下使用比较好。

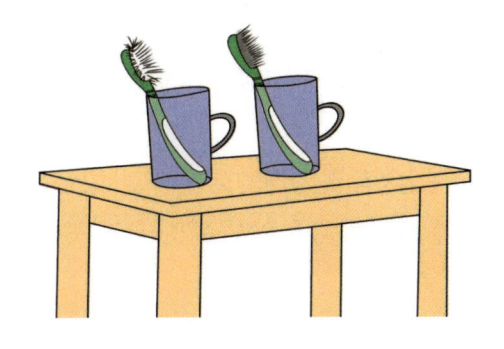

四、牙膏该怎么选呢？

情景导入

最近，李婆婆感觉自己的牙齿有点疼痛，遇冷、热牙齿就感到酸软无力、容易疼痛，她听说有专门的抗敏感牙膏可以缓解这种症状。她也想买一支来试一试。但她不知道如何选择适合自己且有效的。

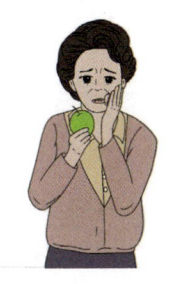

问题解析

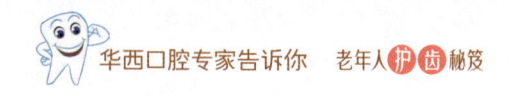

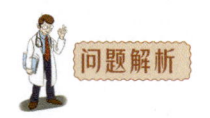

牙膏是辅助刷牙的一种制剂,但牙膏的种类繁多,那么老年人应该如何选择牙膏呢?

1. 普通牙膏

普通牙膏的成分包括摩擦剂、洁净剂、湿润剂、胶黏剂、防腐剂、芳香剂和水,不含其他如氟化物、抗菌药物等成分。刷牙时牙膏是起辅助作用的,最重要的是掌握正确的刷牙方法,因此,一般情况下老年人用普通牙膏即可。

2. 含氟牙膏

含氟牙膏是指含有氟化物的牙膏,对于有龋齿的老年人或口腔卫生较差、患龋齿风险较高的老年人可以使用含氟牙膏。

3. 牙本质敏感牙膏

牙本质敏感即常说的牙齿敏感,对于有牙齿敏感的老年人可以使用这一类牙膏,但除非医生建议,否则不要连续使用超过4周。对于出现牙齿敏感的老年人建议尽快到正规医院检查。

4. 美白牙膏

对于外源性着色,如长期喝茶、咖啡造成的着色,可以选择美白牙膏,而四环素牙、氟斑牙等内源性着色,需要专门到医院做牙齿美白项目。

5. 抗菌和中草药牙膏

这些牙膏可能会改变口腔菌群,建议在医生的建议和指

第二章 健康从"齿"开始——老年人日常口腔保健

导下使用。

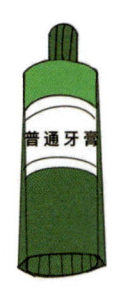

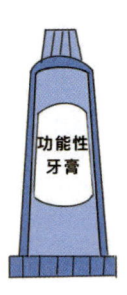

小贴士

（1）牙膏用量：1厘米左右的膏体即可。

（2）牙膏更换：普通牙膏和含氟牙膏（在合理剂量内）可长期使用，功能性牙膏（尤其是抗炎、杀菌功能的牙膏），使用前建议咨询医生。

五、什么是牙线？该怎么用？

情景导入

李婆婆因为牙龈出血去医院就诊，医生诊断她患的是慢性牙龈炎，并且李婆婆的牙齿肉眼可见有许多牙结石，医生建议李婆婆先做一个牙周基础治疗（洁牙），牙周基础治疗完成后，医生建议李婆婆在刷牙的基础上，使用牙线辅助清洁口腔。那么牙线是什么呢？该怎么用呢？

问题解析

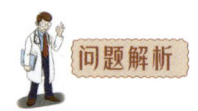

牙线可由棉、麻、丝、尼龙或涤纶制成，用于清除牙齿与牙齿之间的食物残渣、软垢和牙菌斑。牙线分为滚轴式牙线和牙线棒两种。

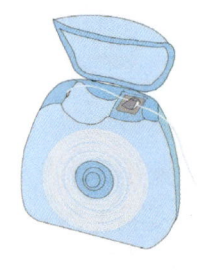

滚轴式牙线 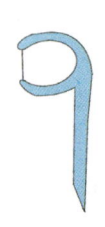　　　　　　牙线棒

牙线的使用方法如下。

1. 滚轴式牙线

（1）取一段30～40厘米长的牙线，将其两端各绕在左、右手中指第一指关节，留出约10厘米的长度，用食指或拇指绷紧其中一段牙线1～2厘米。

（2）前后拉锯式进入牙缝，到达牙龈最底端，将牙线的两端拉向一侧牙齿，紧贴牙面，C字形包绕，上下反复提拉刮擦，重复3～5次；然后用同样的方法清洁另一侧牙面，最后用拉锯式动作慢慢拉出牙线。

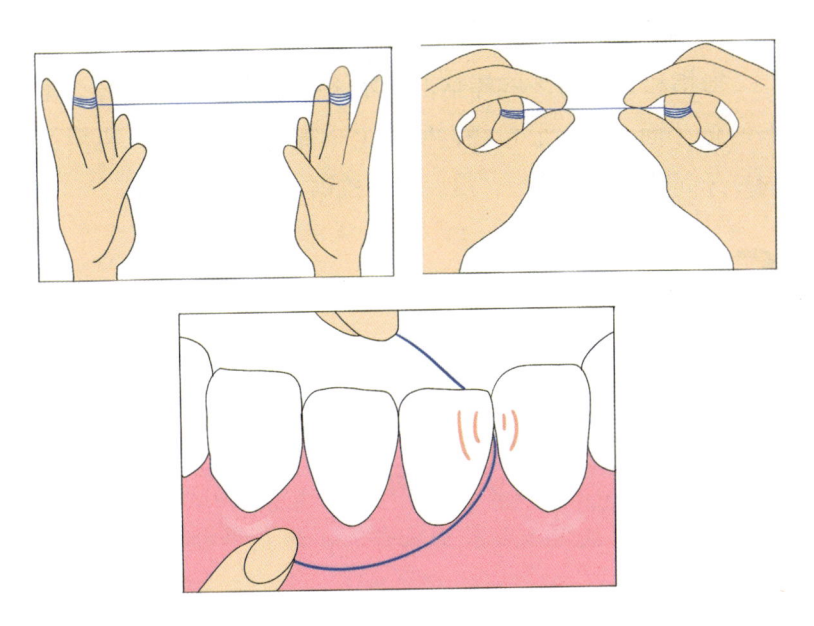

（3）清洁下牙时，可由两手食指持线；清洁上牙时，拇指和食指配合持线。

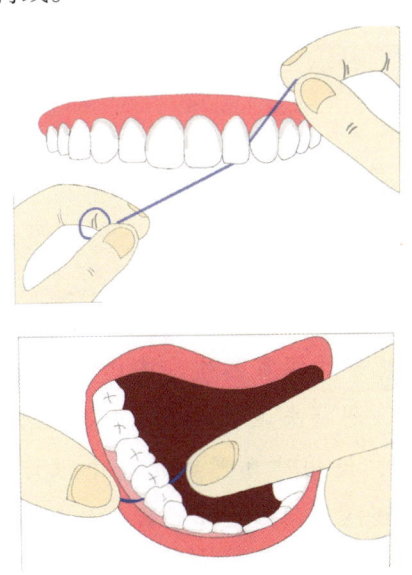

2. 牙线棒

拇指和食指持牙线棒柄部，水平拉锯式进入牙间隙，紧贴一侧牙面，C字形包绕，反复上下提拉3～5次；再清洁同一牙间隙另一侧牙齿，最后水平拉锯式取出牙线。

小贴士

◆每天至少使用一次牙线。

◆按一定的顺序清洁，不要遗漏。

◆每处理完一个区段后，以清水漱口或纸巾擦除被刮下去的菌斑，并清洁牙线。牙线为一次性用品。

◆放牙线时水平拉锯式进入，避免用力过大损伤牙龈。

◆牙缝较大的老年人还可以借助牙缝刷、冲牙器等辅助清洁牙间隙。

◆正确使用牙线一般不会磨损牙齿或使牙缝变宽。

六、什么是冲牙器? 该怎么用?

情景导入

李大爷吃东西经常塞牙，这让他感到有些担忧。医生告知他，想解决这个问题，除了改善饮食习惯和定期刷牙外，使用冲牙器也是一个很好的选择。此时，李大爷疑惑地问道：冲牙器是什么？难道比刷牙

第二章 健康从"齿"开始——老年人日常口腔保健

更有用吗？

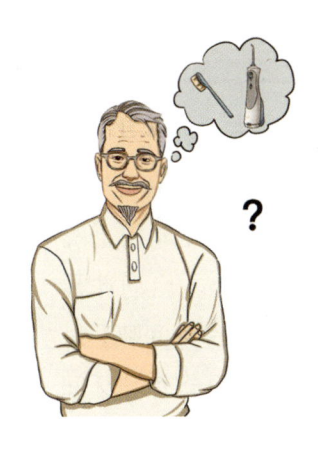

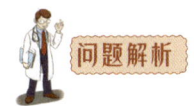

问题解析

以上故事中讲到的冲牙器是口腔辅助清洁用品，就是我们常说的水牙线。

1. 冲牙器的定义

冲牙器，也被称为水牙线，是一种清洁口腔的工具。它使用高压水流喷射来清除牙齿、牙缝和牙龈周围的细菌和食物残渣。冲牙器通常由水箱、喷嘴和压力调节器组成。

← 喷嘴

← 压力调节器

← 水箱

2. 冲牙器的重要性

对于老年人来说，尤其是牙龈退缩的人，冲牙器是一种非常重要的口腔护理工具。它可以

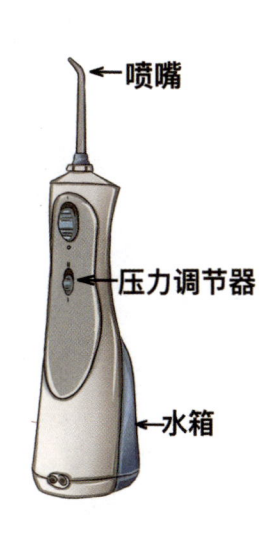

061

清洁牙刷和牙线难以到达的地方,特别是牙龈退缩导致的牙缝,可以帮助预防口腔疾病。

3. 使用方法

将清水加入冲牙器的水箱中,选择需要的模式。将喷嘴尖端沿着牙龈线处放置在牙齿间,轻轻地闭上嘴唇,防止水流喷出口外。启动冲牙器,按照一定的顺序冲洗牙间隙。每天至少使用一次电动冲牙器清洁牙间隙。每清洁完一个区域,用清水漱口,吐出冲下来的牙菌斑和食物残渣。

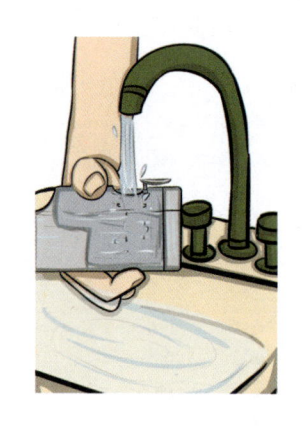

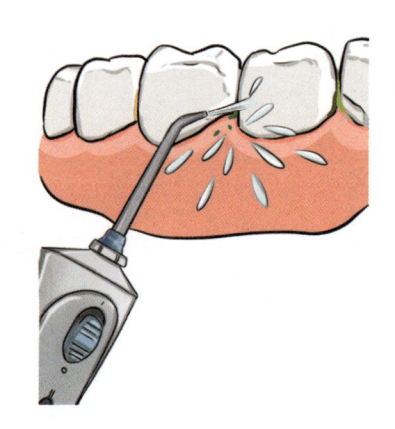

小贴士

初次使用,应该从最低挡位开始适应,逐渐增强,每次使用 1~2 分钟为宜,不宜长时间使用。冲牙器使用完后把水箱里的水排干净,并打开注水口盖子,尽量使水箱保持干燥。连续使用1个月以上应该进行彻底的清洁,每

3 个月应更换喷头。

七、什么是牙缝刷？该怎么用？

情景导入

李爷爷因为牙龈炎接受了治疗，治疗完成后特别开心，以为一劳永逸了。但医生建议他使用牙缝刷来保持口腔卫生，尤其是在刷牙后使用，以帮助清洁牙缝中的食物残渣和细菌。李爷爷内心不解，觉得口腔医生在让他交"智商税"。

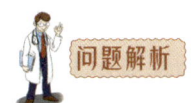

问题解析

以上故事中由于李爷爷不清楚什么是牙缝刷，导致李爷爷认为这个就是"智商税"。实际上，牙缝刷就是牙间隙刷。

1. 牙缝刷是什么

牙缝刷，顾名思义，就是用来刷牙缝的小刷子。它的刷毛比普通牙刷的刷毛更细、更柔软，可以帮助我们清理那些牙刷难以到达的"小水沟"，能够有效地清洁牙齿之间的狭窄空间，去除食物残渣和牙菌斑。

2. 分类及选择

牙间隙刷分为"I形"和"L形"，前牙适用"I形"，后牙适用有角度的"L形"，方便牙间隙刷进入牙缝。另外，

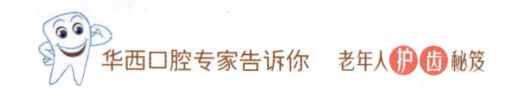

它们有不同的型号，从 SSS 号到 LL 号，如果不了解自己牙缝大小，可以先从最小号用起，当牙缝刷刚好可以进入牙缝并且移动时稍有阻力就是合适的大小。

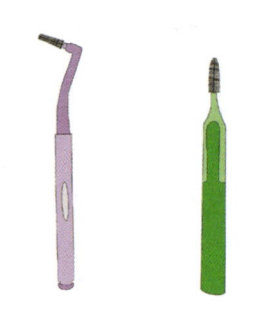

L形牙缝刷　　I形牙缝刷

3. 使用方法

使用时，要轻轻地将刷头放入牙缝中，进行轻柔刷洗，以确保清洁彻底。刷头不能勉强进入牙缝，以免造成伤害。

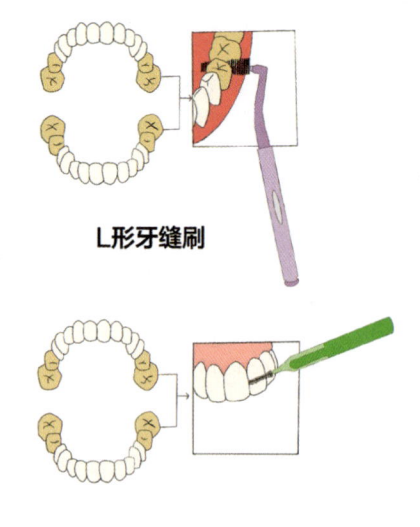

L形牙缝刷

I形牙缝刷

第二章 健康从"齿"开始——老年人日常口腔保健

小贴士

当您使用牙缝刷,但牙缝狭窄插入困难时,不要勉强插入,以免损伤牙龈;当刷毛插入牙缝后,不宜旋转刷头,以防刷毛掉落;建议每周更换一次,以免菌斑堆积影响清洁效果。

八、什么是舌刮器?

情景导入

王大爷近日发现自己有口腔异味的问题,让他在日常生活中感到尴尬。于是,他决定去口腔医院检查。当他在候诊时翻看了一本口腔健康保健的宣传册,看到了一个他不太熟悉的词——舌刮器。王大爷心想:我的口臭有可能是舌头的原因吗?

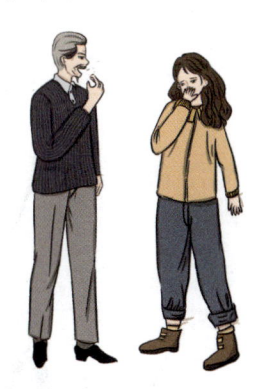

问题解析

以上故事中的王大爷缺乏对舌刮器的了解,内心

065

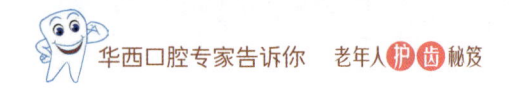

感到疑惑。那什么是舌刮器？有什么用？怎么用呢？

1. 舌刮器是什么

舌刮器是一种专门设计用来清洁舌头的口腔卫生工具。它通常是长条形的，一端是手柄，另一端是刮舌板。刮舌板表面光滑，可以轻松地贴合舌头表面，有效地去除舌头上的食物残渣、细菌和过多的舌苔。

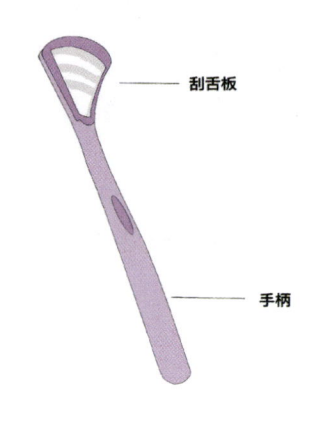

2. 舌刮器的重要性

对于老年人来说，由于口腔自然老化的过程，舌头上的味蕾可能会变得更加平坦，舌苔也会增厚，这些都可能导致口腔异味或者影响味觉。使用舌刮器可以减少舌苔的堆积，帮助老年人维持良好的味觉功能，同时减少口腔异味的产生。

3. 使用方法

从舌头的后部开始，轻轻向前推动舌刮器，直到舌尖部位。重复这个过程，从后往前，直到整个舌头都被清洁干净。注意动作要轻柔，避免用力过猛造成不适。

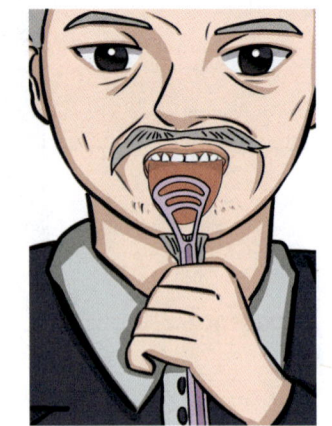

第二章 健康从"齿"开始——老年人日常口腔保健

小贴士

建议您在刷牙后使用舌刮器,以确保舌头在清洁时已经处于较为干净的状态。使用后,要用清水将舌刮器冲洗干净,并放在通风干燥的地方。

九、在日常生活中该如何选择漱口水?

情景导入

张婆婆最近听了一堂关于口腔健康的讲座。讲座中特别提到了漱口水的作用和使用方法,这让张婆婆产生了浓厚的兴趣。于是她决定去超市购买新的漱口水。然而,面对货架上琳琅满目的漱口水,张婆婆犯了难,不知道该如何选择适合自己的漱口水。

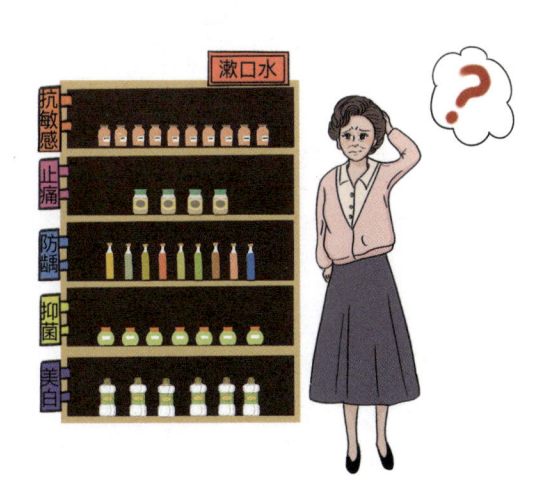

067

问题解析

以上故事中，由于张婆婆对于漱口水的种类不了解，让她陷入了选择困难。那如何针对自己口腔状况选择合适的漱口水呢？

1. 漱口水的分类

漱口水分为保健性和治疗性两种。保健性漱口水口感相对比较好，使用方法无须特殊指导，使用人群也无限制，因为其主要成分是用于去除口臭的口腔清新剂。治疗性漱口水因其含有消炎、杀菌的药物成分，例如氯己定、复合碘剂等，可以用于牙周病、口腔黏膜病的辅助性治疗，也可以预防和控制牙周组织炎症，但不可随便使用。

2. 选择漱口水

选择漱口水时，要注意查看其成分。应避免选择含有酒精等刺激性成分的漱口水，以免刺激口腔黏膜。可以选择含有氟化物、锌等成分的漱口水，这些成分有助于预防龋齿和减轻牙龈炎症。最好在口腔医生的指导下选择漱口水，因为口腔医生可以根据您的口腔状况给出专业的建议。

3. 使用方法

建议在刷牙后使用漱口水。根据产品说明，将适量漱口水倒入口中，含漱30秒至1分钟，然后吐出，不要立即饮水或进食。

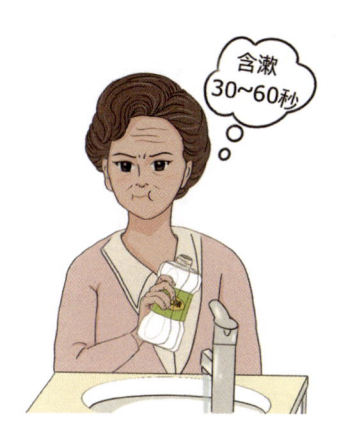

（含漱 30~60秒）

小贴士

很多漱口水都含酒精，有的含量甚至高达20%，长期使用含酒精的漱口水，会刺激口腔黏膜，引发口腔疾病。老年朋友们可以提醒家中已孕或备孕的妇女一定不要使用含酒精的漱口水。值得一提的是，漱口水虽然很好，但是不能代替刷牙。

十、怎么样才能减少口腔异味？

情景导入

李大爷刚刚完成了常规的口腔检查。医生对他的口腔健康状况给予了肯定，但同时指出李大爷有轻微的口臭问题。李大爷有些尴尬，他最近确实注意到自己有口腔异味的问题，尤其是在与人交谈时，这让他感到很不自在，也很苦恼。

问题解析

以上故事中，李大爷因口腔异味感到尴尬和苦恼。但因他不清楚口腔异味的来源，而找不到解决方法。那么口腔异味该如何预防和改善呢？

做到以下几点可以很好地预防和改善口腔异味。

1. 改善口腔卫生

定期刷牙，保持口腔清洁卫生：刷牙应早晚各一次，每次不少于三分钟，建议使用"巴氏刷牙法"刷牙。饭后应及时漱口，减少食物残渣在口腔内停留的时间。在刷牙后用牙刷或刮舌器轻刮舌苔，尤其是舌背后部（靠近舌根的位置）。

2. 改变不良生活习惯

减少吸烟、饮酒有利于保持口气清新。在需要保持口气清新的社交场合，还应尽量避免食用大蒜、葱等易产生口腔异味的食物。

3. 定期口腔检查

建议半年到一年进行一次口腔检查，便于及时发现可能引起口腔异味的隐患，如龋齿、不良修复体[①]、牙周炎等，并进行针对性治疗，达到口气清新的效果。定期洁牙，清洁牙结石、软垢，减少细菌黏附增殖，也是保持口气清新的重要步骤。使用牙线及含漱液，也可以协助达到口气清新的效果。

4. 正确清洁和保养假牙

正确清洁和保养假牙，避免食物残渣滞留，口内微生物滋生繁殖。

5. 管控相关疾病

控制和管理可能引起口腔异味的全身性疾病，有利于从根源上改善口腔异味的问题。

小贴士

要想预防和改善口腔异味，应保持良好的口腔清洁习惯；避免熬夜，积极戒烟、戒酒；少吃可能引起口臭的气味强烈的食物；定期进行口腔检查，积极治疗口腔疾病及相关疾病。

[①] 不良修复体指设计不当、制作粗糙、质量低劣、危害口腔健康及已丧失原设计功能的修复体。

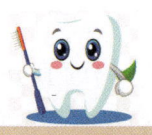

第二节　老年人到口腔科就诊需要注意什么

一、当出现口腔问题时，我该选择什么样的口腔医疗机构呢？

情景导入

李爷爷牙齿缺失，在邻居的推荐下前往附近"神医"处镶牙，戴上后多次调改仍觉得不舒服，造成他两侧的颊部黏膜破损，形成溃疡，口腔异味大，辗转多次治疗仍无好转。

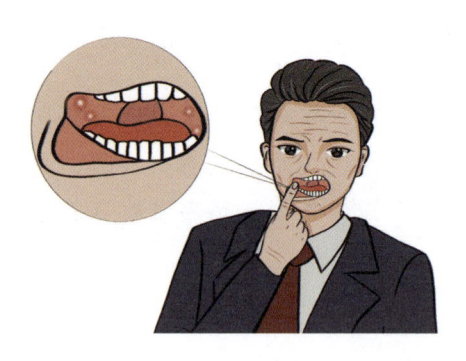

问题解析

以上故事中，李爷爷为了方便，在邻居的建议下找到街边"神医"做假牙，造成颊部黏膜破损，形成溃疡，不仅未能解决问题，还对口腔造成了新的损伤。那么，当出现口腔问题时，该怎样选择医疗机构呢？

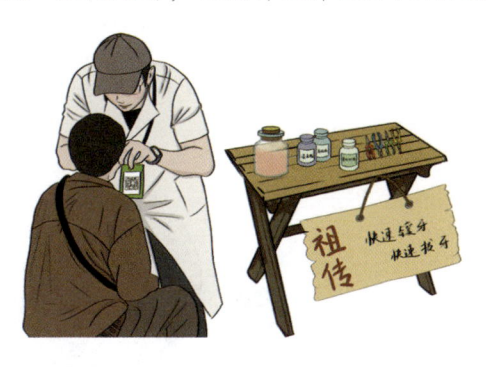

1. 选对预约平台

参考正规口腔诊疗机构和专业预约平台的就诊宣传信息进行预约。

2. 选对就诊机构

选择具有合法的执业许可证和相关资质证书的正规口腔诊疗机构和口腔诊所。

3. 选对诊疗科室

预先了解科室诊疗内容，正确判断诊疗需求，合理选择诊疗科室。

4. 选对专业医生

选择具备口腔医学专业教育背景的执业医师。

5. 设备和技术

先进的医疗设备和更新的技术可以为患者提供精准的治疗。

6. 服务和管理

良好的服务和管理可以为患者提供更舒适的就诊体验。

小贴士

就诊请选择正规的口腔医院、综合医院口腔科和口腔诊所等，治疗后有问题及时复诊。注意鉴别各类虚假信息。

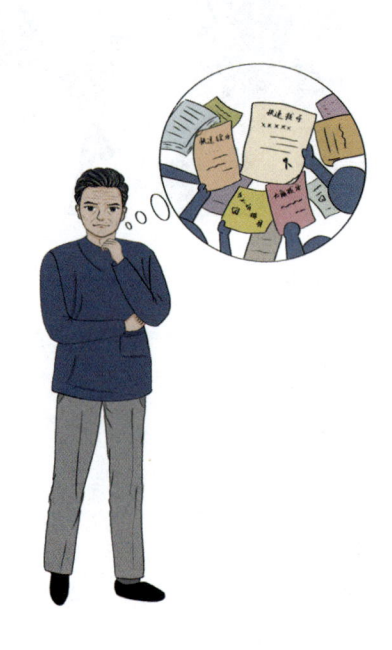

二、为什么要选择正规的口腔医疗机构就诊呢？

情景导入

张奶奶因牙龈出血前往街边的小诊所进行洁牙，治疗后体检发现感染了乙型肝炎（简称乙肝）病毒，怀疑是洁牙引起的，她警示身边的邻居朋友不要去外面随便洁牙，一定要去正规的口腔医疗机构就诊。

问题解析

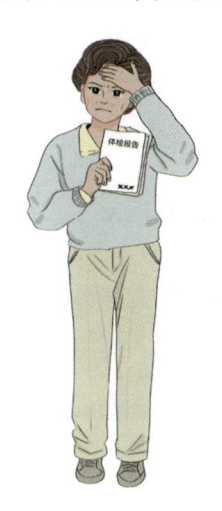

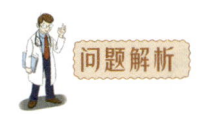

为什么要选择正规的口腔医疗机构就诊呢？

1. 具备诊疗资质

正规的口腔医疗机构具有当地卫生行政部门发放的《医疗机构执业许可证》，具备口腔诊疗资质。

2. 具有诊疗能力

正规口腔机构的从业人员均取得国家认可的执业证书和相应的资格证书，并经过执业注册，以保证其具备从事口腔医疗工作的资格和能力。

3. 消毒严格规范

在口腔诊疗过程中，患者的血液、唾液污染的诊疗器械等均是造成交叉感染的危险因素。正规的口腔诊疗机构具有完善的感染控制管理制度和措施，能做到"一人一用一消毒／

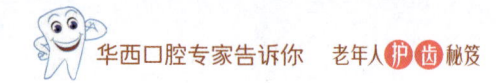

灭菌",杜绝治疗中的交叉感染。

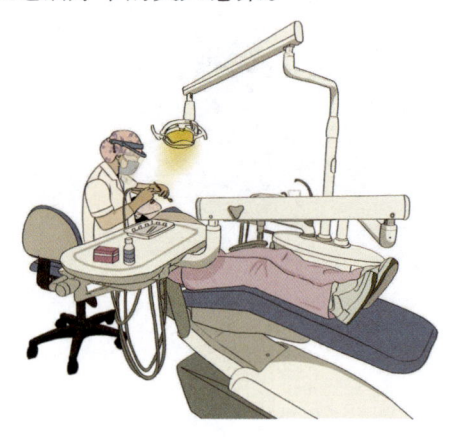

4. 设施设备完善

正规的口腔医疗机构配备了完善的医疗设备,如口腔治疗椅、口腔影像设备、消毒/灭菌设施设备等,以确保诊疗的安全性和有效性。

5. 服务质量保证

正规的口腔医疗机构具有规范的诊疗流程,能保障医疗服务的质量。

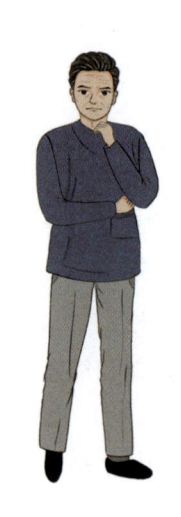

小贴士

老年人应根据个人健康状况,选择正规的口腔医疗机构就诊,避免疾病传播,保障治疗安全及医疗服务质量。

三、我该怎样进行预约挂号呢?

情景导入

李爷爷口腔溃疡严重,长期反复发作,疼痛一直困扰着他,连吃饭都成了问题,他决定去医院看一下。但是作为一个老年人,李爷爷并不清楚如何进行预约挂号。他上网搜索相关信息,但发现相关信息繁杂且难以理解。他开始感到焦虑,担心自己无法顺利完成预约。

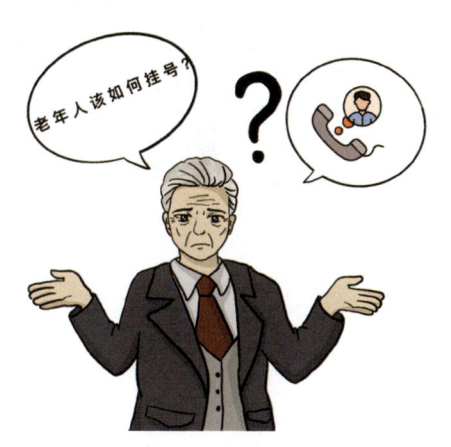

问题解析

以上故事中的李爷爷不清楚如何预约挂号,这使他陷入了焦虑状态。那么该怎样进行预约挂号呢?

1. 网上预约

可以用微信关注医院公众号或登录医院官网,根据挂号步骤流程进行操作(一般需提前一周预约)。

2. 现场预约

多数医疗机构建立了老年人挂号处、就医"绿色通道",以优化老年人就医流程,在挂号等环节实行老年人优先原则。针对60岁以上老年患者,各级医疗机构积极消除老年人就医面临的"数字鸿沟",老年患者可到医院门诊挂号窗口或自助机进行预约挂号,通常可以预约7天内的号源。

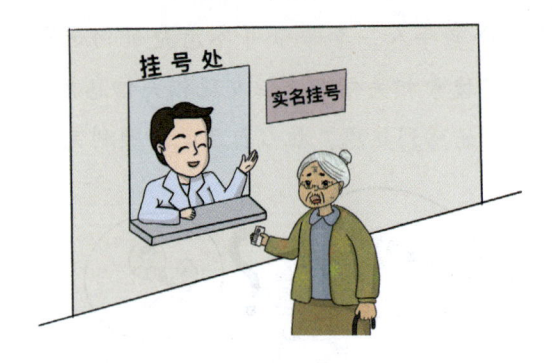

3. 电话预约

可以拨打114(号码信息服务电话)或各医疗机构的预约电话进行预约挂号。

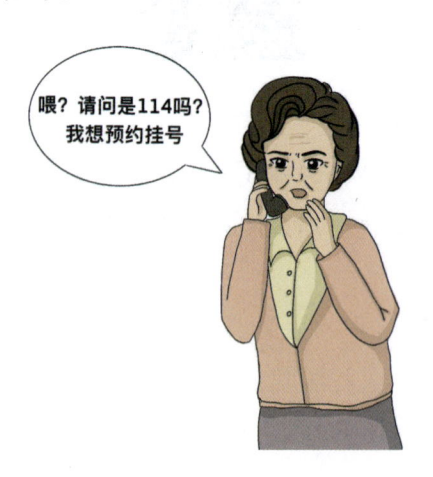

> **小贴士**

首次来现场预约挂号的老年患者，应提前做好相关准备，例如带全证件（如身份证、社保卡等）、病历资料，以及记录病情和相关问题的备忘录等，以方便沟通，最优化解决就诊诉求。如在网上预约挂号，请提前规划好就诊时间，避免长时间的等待。

四、就诊前我该做哪些准备呢?

情景导入

李婆婆76岁了，牙齿疼痛难忍，挂号后前往医院就诊，因没有家属陪同，非常紧张、焦虑，不知道就诊前该准备什么？打电话四处询问……

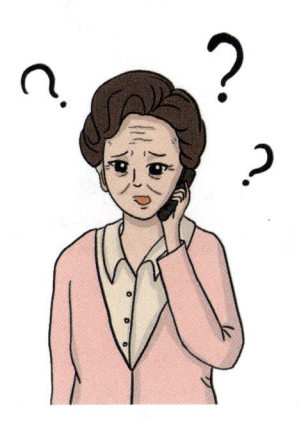

问题解析

由于李婆婆不清楚就诊前的准备工作及就诊的流程，导致她紧张、焦虑，我们一起来了解一下就诊前该做哪些准备，就诊时又该注意些什么。

1. 心理

保证心情愉悦舒畅，不要过度紧张、焦虑、担忧。

2. 休息

就诊前确保足够的睡眠，禁止熬夜，熬夜会导致抵抗力下降、精神状态不佳。

3. 饮食

就诊前可适量进食，以免在就诊奔波的过程中发生晕厥、低血糖等。

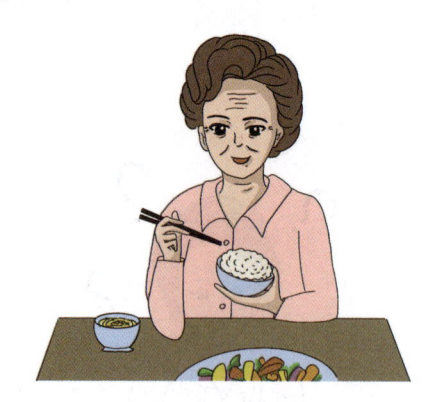

4. 就诊流程

就诊当天，携带相关证件（身份证、社保卡），出示患者的个人二维码到分诊台或自助机进行签到，然后等待就诊。

第二章 健康从"齿"开始——老年人日常口腔保健

5. 就诊须知

就诊时应主动告知医生，自己是否患有心脑血管疾病、内分泌系统疾病、血液系统疾病及有无食物或药物过敏史等。

6. 相关检查

如果要进行拔牙、种植、牙周手术等，需要提前进行血常规、凝血功能检查，必要时需要进行心电图、感染全套等检查。

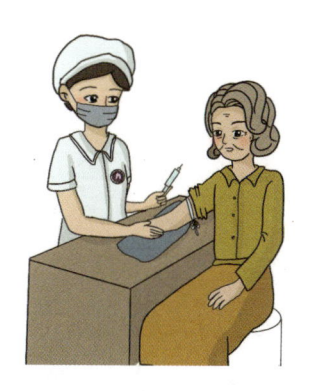

小贴士

老年人多伴有全身系统性疾病，建议最好有家属陪同。就诊前放松心情，不要过度紧张、焦虑，如果身体突发不适，可以改约时间就诊。

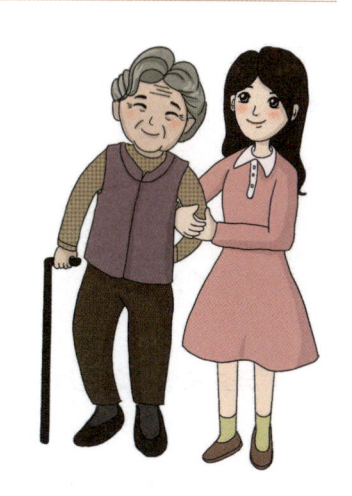

五、哪些情况属于口腔急诊?

情景导入

张爷爷在晚餐时不小心咬到了硬物,导致他的牙齿剧烈疼痛,让他无法入睡。他尝试服用了家中常备的止痛药,但疼痛并未减轻。由于疼痛难以忍受,他决定前往急诊科寻求帮助。

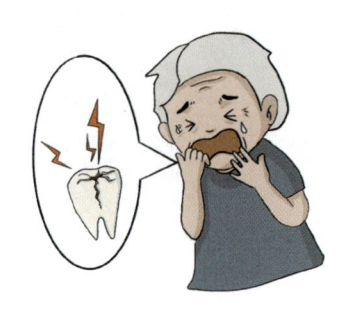

问题解析

张爷爷遇到的是典型的牙科急诊情况,剧烈的牙痛可能是牙齿感染、破裂或其他问题引起的,需要去口腔急诊科看牙。那么,哪些情况属于需要去口腔急诊处理的情况呢?

1. 牙外伤的应急处理

一旦出现牙外伤,应及时就诊。如果牙齿摔断或脱出,请把牙齿捡起来,用清水冲洗后,尽快将牙齿放入盛有冷牛奶或生理盐水的容器中,也可以放在嘴巴里牙龈和颊部之间。应尽快处理牙外伤,耽误时间越短治疗效果越好。

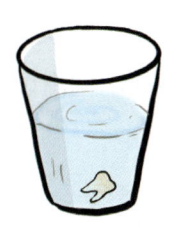

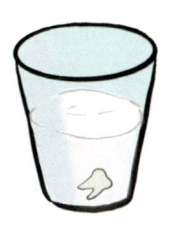

2. 口腔颌面部软组织创伤的精细化缝合

无论是摔伤、异物戳伤或运动伤,甚至是车祸伤,只要涉及颌面部损伤,在排除颅脑损伤后应去口腔急诊科治疗。

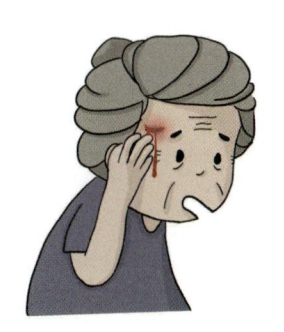

3. 口腔急症的治疗

还有一些口腔急症,如急性牙痛、口腔急性出血等,也属于需要去口腔急诊的情况。

(1)如半夜牙痛,可先试试用漱口水或淡盐水漱口,含漱时间尽量长一点。此外,含冰块可以使血管收缩,减轻疼痛。如仍不能缓解,需前往急诊进行处理。

(2)如拔牙后短时间内出现大量鲜红色的血液流出或成

团的血凝块，可先用纱球压在拔牙创面并咬住，如果仍不能止血，应及时去急诊就诊。

4. 下巴脱臼和口腔颌面部间隙感染

下巴脱臼后，可用手托住下巴，尽量少说话，减少关节运动，及时进行复位治疗；口腔颌面部间隙感染需尽快前往医院处置（切开引流及抗感染治疗）。

小贴士

在就诊时，尽量清晰、准确地描述自己的症状及有无短暂的意识障碍等情况，以便医生更好地了解您的病情和判断处置方式。

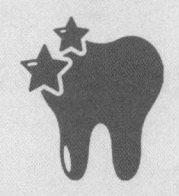

第三章
人老牙先老
——老年人口腔常见问题的识别及处置

华西口腔专家告诉你　老年人护齿秘笈

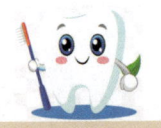

第一节　老年人口腔常见疾病有哪些

一、我的牙龈怎么没有以前饱满了？——牙龈退缩

情景导入

王大爷最近想要找一个老伴，经人介绍了李婆婆，性格、脾气相投的两人很快约着见了面，见面之后王大爷十分满意，但是回家后李婆婆再也没有联系王大爷。这可急坏了王大爷，多番打听，这才知晓，李婆婆看到王大爷露出的牙根，觉得不太好看。王大爷立马去了口腔医院，咨询自己露出牙根的原因。医生告诉王大爷，这种情况属于牙龈退缩。王大爷十分困惑，为什么自己的牙龈还会往回退缩。应该如何预防牙龈退缩呢？

问题解析

王大爷出现的牙齿问题是牙龈退缩，接下来我们来了解一下什么是牙龈退缩？牙龈退缩的表现是什么样的？

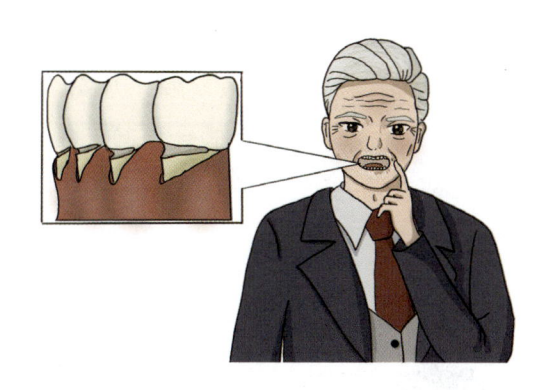

1. 牙龈退缩是什么

牙龈退缩是指牙龈边缘向釉牙骨质界的牙根方向退缩致使牙根暴露，主要是牙周组织瓣长期受到各种机械性损伤和刺激的积累而造成的，比如错误的刷牙方式或者咬合创伤等原因。

2. 牙龈退缩的原因

（1）刷牙不当：使用过硬的牙刷、采用不正确的刷牙方式等均会引起牙龈退缩。

（2）不良修复体：在资质不全的诊所安装的假牙可能会挤压龈缘，造成牙龈退缩。

（3）解剖原因：因个体差异可能有唇侧牙槽骨板很薄的情况，在受到外力的压力时，骨板吸收后，随即发生牙龈退缩。

（4）正畸力与咬合力：在牙齿受到过大咬合力时，或正畸治疗中牙齿向唇、颊方向移动时，常易发生牙龈退缩。

（5）牙周炎治疗后：牙周炎治疗后炎症消退，或者牙周手术切除牙周袋后，可出现牙龈退缩。

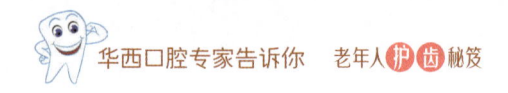

3. 预防牙龈退缩的方法

在牙龈退缩早期，我们应该改变刷牙方式，使用"巴氏刷牙法"刷牙；在正规医院进行假牙修复，避免不良修复体；调整咬合力或正畸力等；定期到正规医院进行牙周的清洁，预防牙周炎的发生。

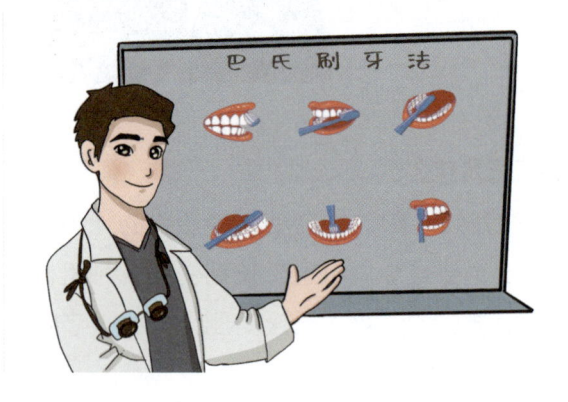

小贴士

在日常维护牙齿过程中，可以借助多种辅助工具的帮助，如牙线、冲牙器等；建议每年去正规医院进行牙齿检查。保持一口健康的牙齿，露出更加自信的笑容。

二、我的牙齿颈部怎么有个"缺缺"？——楔状缺损

情景导入

67岁的李婆婆最近老是唉声叹气，她觉得人老了真的是"不中用"了，感觉不是这里疼就是那里疼，就连

第三章 人老牙先老——老年人口腔常见问题的识别及处置

她一直引以为豪的一口健康的牙齿也出了问题,偶尔吸点凉风,牙齿就有点敏感,她以为是要得"虫牙"了,于是刷牙的时候更加用力。老伴听到她刷牙时"唰唰唰"的声音,常嘲笑她在"刷鞋"。结果过了一段时间后,李婆婆的牙齿问题好像更严重了,稍微吃点凉的水果或吸点凉风,牙齿就酸痛得很,而且她还发现有些牙齿靠近牙龈的地方有一些"缺缺"。

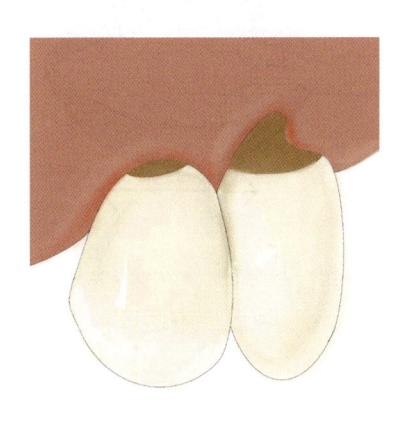

问题解析

李婆婆出现的口腔问题是她刷牙方法不正确导致的,称为楔状缺损。什么是楔状缺损?是什么原因引起的?有哪些临床表现呢?该如何治疗呢?

1. 楔状缺损是什么

楔状缺损是一种非龋性牙颈部慢性损伤,常发生在牙齿唇、颊面颈部的慢性硬组织缺损。典型的缺损由两个夹面组成，口大底小，呈楔形，是老年人常见的牙颈部疾患。

2. 病因

（1）牙颈部解剖结构薄弱，咬合应力作用加之龈沟内酸性渗出物及长时间处于酸性环境中，使其更容易受到损害。

（2）不正确的刷牙方法，如拉锯样的横刷法。

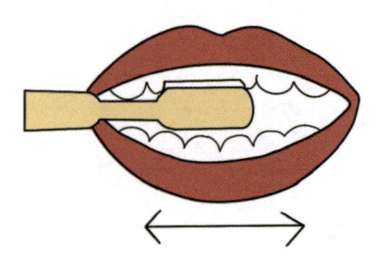

错误刷牙方式：水平横向刷牙

（3）不良修复体的局部刺激，如老年人活动假牙卡环弯制过低、过紧，佩戴或咀嚼过程中造成牙齿颈部硬组织缺损。

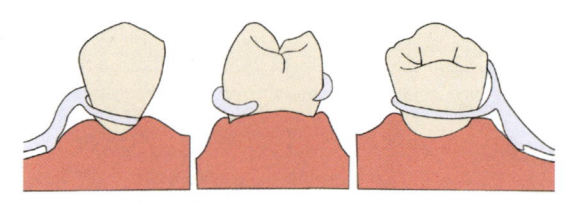

活动假牙卡环过低、过紧

3. 临床表现

（1）缺损较浅时，有轻度牙齿敏感症状。

（2）缺损中等深度时，可见典型缺损，对冷、热、酸、甜等刺激有敏感反应。

（3）缺损较深时，硬组织缺损明显，甚至可导致牙齿横向折断。

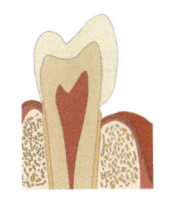

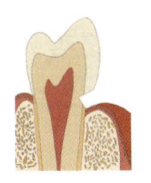

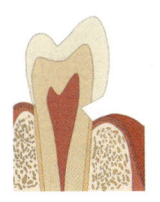

第三章 人老牙先老——老年人口腔常见问题的识别及处置

4. 治疗

缺损不深或症状不明显时，可不作处理；有轻度敏感症状可行脱敏治疗；缺损较深时可行充填修复处理；缺损很深导致牙齿有自发痛、夜间痛等情况时，可行根管治疗。

小贴士

若发现牙颈部敏感或牙颈部组织缺损时，应及时就医治疗。另外，需使用正确的刷牙方法——"巴氏刷牙法"，并选用刷毛较软的牙刷，减小刷牙力度，减少酸性大、含糖量高的食物摄入，定期进行口腔健康检查，及时去除不良修复体。

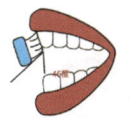

刷毛应与牙齿、牙龈呈45度角，以画小圆圈的方式活动

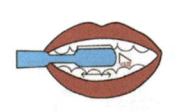

刷毛应与牙齿、牙龈呈45度角，以2~3颗牙为一组，短距离水平颤动牙刷4~6次

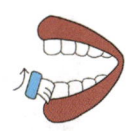

刷毛应与牙齿、牙龈呈45度角，上面的牙由上往下刷，下面的牙由下往上刷

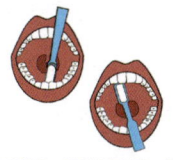

牙刷竖起，刷毛应与牙齿、牙龈呈45度角，上面的牙由上往下，下面的牙由下往上提拉轻刷

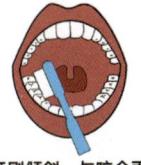

牙刷倾斜，与咬合面垂直，刷牙齿的咬合面

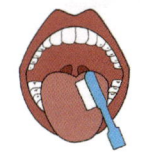

由内向外轻刷舌面

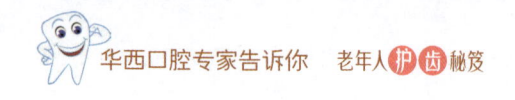

三、我的牙齿根部怎么变黑了？——根面龋

情景导入

75岁的张大爷常年不注意口腔卫生，导致口腔内部分牙齿缺失，一段时间后，他吃啥啥不香，很是郁闷。一天，他看了某书的专业科普后，马上去医院配了一副活动假牙。自从佩戴了活动假牙后，吃嘛嘛香，非常开心。他非常爱惜活动假牙，每天将它清洁得很到位，有一段时间甚至都没有清洁自己的天然牙。于是，好景不长，张大爷的天然牙靠近牙根的地方出现了一些黑黑的东西，清洁不掉，吃冷的、甜的东西的时候，会有牙齿敏感的情况发生，这到底是怎么回事呢？

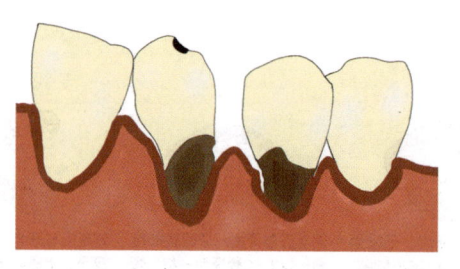

问题解析

张大爷牙齿根部变黑是由根面龋引起的。什么是根面龋？根面龋的临床表现有哪些呢？该如何治疗呢？

1. 根面龋是什么

根面龋是龋病的一种类型，是一种主要发生在牙齿根部与牙龈交界处的龋损，常见于牙龈退缩、暴露牙齿根部的颊面和舌面，以老年人多见。

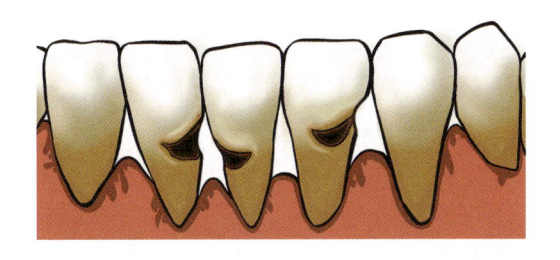

2. 临床表现

根面龋多为浅而广的龋损，早期疼痛反应轻，患者可无自觉症状，病变进展，当龋损接近牙髓时，可出现冷、热、酸、甜刺激痛。根据形态特点，龋损可在牙根表面呈浅棕色或褐色边界不清的浅碟状龋损，或环绕整个根面形成环状龋损。

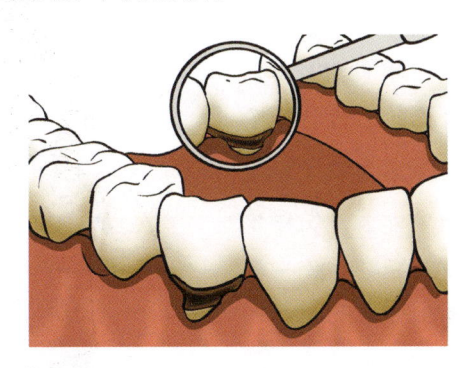

3. 治疗

根据龋损的不同程度，可采用保守治疗或充填修复治疗；若累及牙髓，可行根管治疗或其他治疗方案。

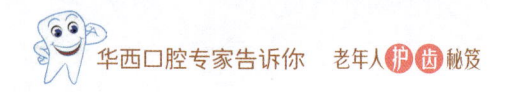

小贴士

若您出现严重牙龈退缩、牙根暴露等情况,请及时就医寻求专业帮助。佩戴局部活动假牙的老年人应注意天然牙的清洁,避免发生根面龋呦。

四、我怎么吃东西感觉牙齿酸软敏感呢?——牙齿磨损

情景导入

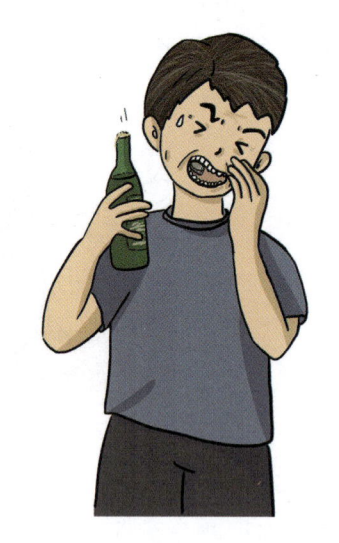

陈爷爷平日爱和朋友喝点小酒,今日照常和朋友来到附近的小餐馆吃饭,要了两瓶啤酒后,陈爷爷像以往一样,用自己的牙齿打开了啤酒盖,但感觉牙齿十分酸涩,再咬一口青菜,发现牙齿像是泡在柠檬汁里一样酸。第二天去医院咨询时,医生告诉他,这属于牙齿磨损,应该采取措施加以防治,避免进一步损害。陈爷爷连忙询问牙齿磨损的相关信息。

问题解析

陈爷爷在咬开啤酒盖后,牙齿感觉十分酸软,这属于牙齿磨损的症状之一,接下来我们需要了解一下什么是牙齿磨损,牙齿磨损的原因及防治的措施。

1. 牙齿磨损是什么

牙齿磨损是指除了正常的咀嚼运动之外,高强度、反复的机械摩擦造成的牙齿硬组织的快速丢失,需要采取措施加以防治。

2. 牙齿磨损的原因

(1)刷牙不当:牙刷的刷毛过硬、牙膏中颗粒过大、刷牙速度过快或过于用力及横向刷牙等,均会造成牙齿磨损。

(2)不良的咬合习惯:在日常生活中,由于某些习惯,如木匠、鞋匠用牙咬钉子,或是用牙咬核桃、开啤酒瓶等,都可能会造成特定部位的明显缺损。

(2)睡眠磨牙症:也称为"夜磨牙症",是夜间睡眠咀嚼肌节律性收缩引起的以强烈的牙齿摩擦或咬牙为特征的运动障碍。在夜间睡眠中,因无食物的缓冲、缺乏唾液的润滑,加之用力大、速度快,会造成明显的牙齿磨损。

3. 日常生活防治方法

首先,改变刷牙方式,更换为软毛牙刷及小颗粒牙膏;其次,纠正不良的咬合习惯;并且,要定期检查口腔,发现锐利的牙齿及边缘,通过治疗予以纠正;在易发生食物嵌塞的牙齿,通过调整咬合关系等措施改善;睡眠磨牙症患者应通过戴咬合垫等方式来改善。

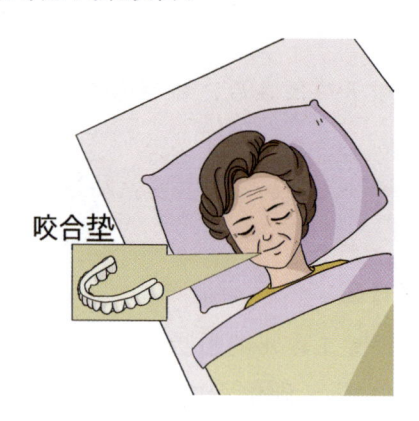

咬合垫

小贴士

在日常生活中，正常的咀嚼是可以的，不需要过度紧张而减少牙齿的使用，只需要避免咀嚼过硬的食物或过度地使用牙齿即可。

五、为什么我的牙龈红肿得厉害，牙齿还松动了？——牙周炎

情景导入

一日王大爷和老伴晚饭后去跳广场舞，老伴不小心用手轻碰了王大爷的下颌，王大爷的牙龈就流了很多血。不仅如此，平时刷牙时，王大爷下颌牙龈常常出血，而且牙龈红肿得厉害，有几颗大牙非常松，在吃饭咀嚼食物时使不上劲，嚼不碎食物，只能每日喝稀饭，

第三章　人老牙先老——老年人口腔常见问题的识别及处置

王大爷很是苦恼。为了能恢复正常生活，老伴带着王大爷来医院就医，医生诊断为牙周炎。王大爷好奇地询问医生：什么是牙周炎？

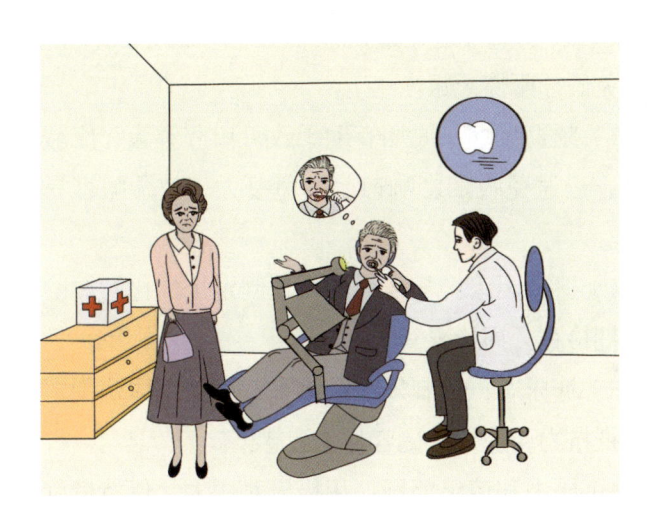

问题解析

王大爷的情况和问题并非个例，多数老年人对日常牙龈红肿和出血不够重视，不了解牙周炎相关知识，易导致延误最佳就医时机。

1. 牙周炎是什么

牙周炎是由于牙菌斑中的细菌侵犯牙周组织而引起的慢性炎症，可导致牙周支持组织（牙龈、牙周膜、牙槽骨和牙骨质）的破坏，牙周袋形成、附着丧失和牙槽骨的吸收，随着病程进展还可能出现牙龈退缩、牙齿松动，最终可导致牙齿脱落。

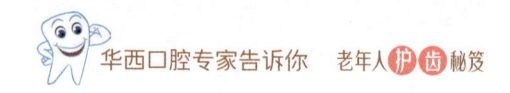

2. 引发牙周炎的因素及预防措施

（1）不良卫生习惯：应认真仔细刷牙，学习"巴氏刷牙法"，定期洁牙，嵌塞的食物残渣应使用牙线或牙缝刷清洁。

（2）假牙不合适：应定期检查假牙的适应性和磨损情况，避免假牙摩擦牙龈。

（3）频繁吸烟：戒烟有助于改善口腔健康，应减少吸烟或戒烟，以避免吸烟影响口腔的免疫力，使牙龈容易受到细菌感染。

（4）遗传因素：与牙医合作，制定个性化的口腔护理计划，定期检查牙周状况。

（5）糖尿病：控制好血糖水平，避免糖尿病削弱身体对细菌的抵抗力，使牙龈更容易受到感染。

（6）压力和情绪问题：积极应对压力，保持良好的心理健康状态。长期压力和情绪问题会影响免疫系统功能，削弱牙龈对细菌的抵抗力。

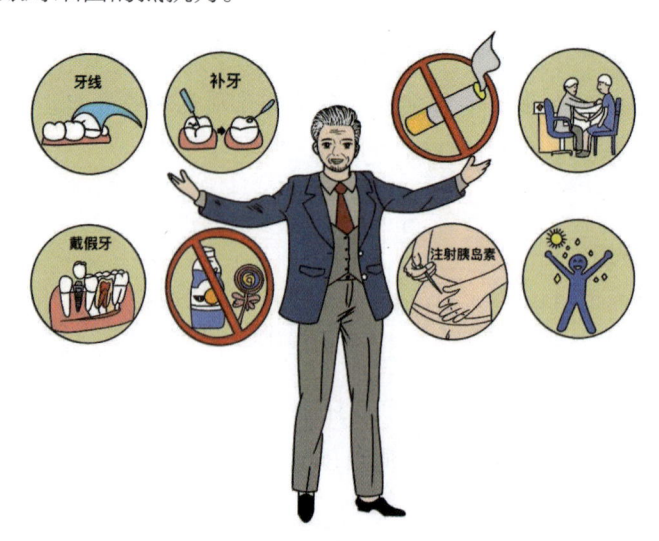

小贴士

牙周炎的预防措施主要是去除致病因素,增强口腔卫生意识:认真刷牙,早、晚各一次,每次3分钟,每3个月更换一次牙刷;进食后养成漱口习惯,对牙齿邻面不易去除的菌斑、软垢,可用牙线或牙缝刷进行清洁;定期进行口腔检查,根据自身情况可每半年或一年进行1次洁牙。

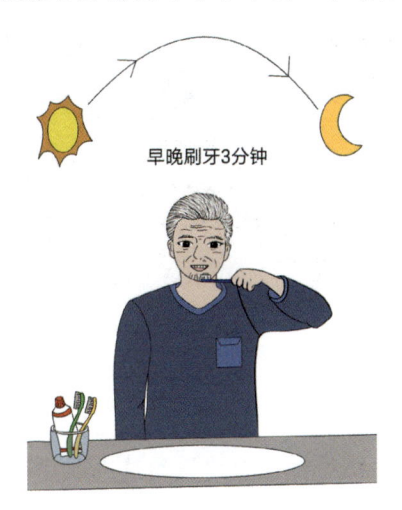

早晚刷牙3分钟

六、为什么我的牙只剩下"根根"了?——牙体缺损

情景导入

李大哥过年回老家参加侄子的婚礼,端上了一盘李大哥最喜欢的锅巴肉片,看得李大哥口水直流,连忙夹了一块儿到自己嘴里,但是口内的牙齿对锅巴却没了办法,咀嚼半天,都没嚼烂,李大哥生气地吐到了垃圾桶

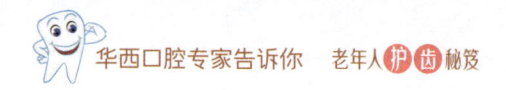

里。旁边的侄子发现李大哥的心情不佳，仔细了解后，发现李大哥嘴里的牙齿只剩下残缺的牙根了，侄子告诉李大哥，这种情况还是得去口腔医院看看，及时进行处理。这到底是什么情况呢？

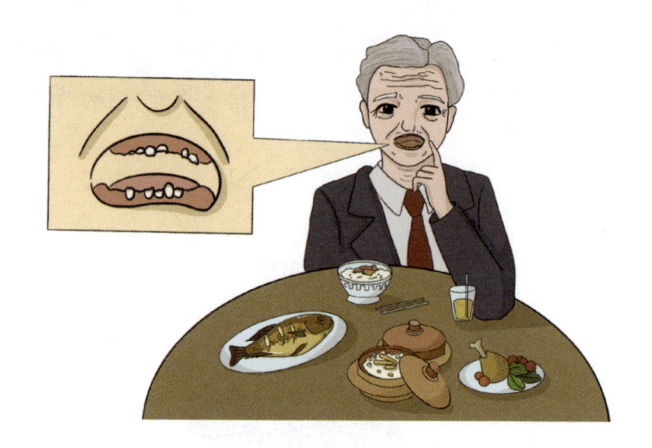

问题解析

李大哥这种牙齿只剩牙根的情况属于牙体缺损。那接下来我们了解一下什么是牙体缺损？导致牙体缺损的原因有哪些？牙体缺损应该怎么修复呢？

1. 牙体缺损是什么

牙体缺损是指牙体硬组织不同程度的外形和结构的破坏、缺损或发育畸形，造成牙体形态、咬合和邻接关系的异常。

2. 牙体缺损的原因

牙体缺损最常见的病因是龋病，其次是牙外伤、磨损、楔状缺损、酸蚀症和发育畸形等。

（1）龋病：就是大家常说的"虫牙"，是在细菌为主的多种因素影响下，慢慢破坏了我们牙齿表面坚硬组织的一种疾病。

（2）牙外伤：是指由于交通事故、意外碰撞或咬硬物等外力作用造成的牙体折裂，前牙外伤发生率较高。

（3）磨损：是指由于不良习惯和夜磨牙等原因造成的病理性磨损，可导致牙冠变短。

（4）楔状缺损：是由于器械摩擦、酸蚀和应力集中等原因导致牙颈部组织的缺损。

（5）酸蚀症：是指牙受到酸的作用而脱钙，造成牙体组织逐渐丧失，多见于长期接触酸的工作人员，此外，长期大量饮用橙汁及可乐等碳酸饮料亦可出现酸蚀症的表现。

（6）发育畸形：是指在牙发育和形成过程中出现的结构和形态异常。

3. 牙体缺损的治疗

牙体缺损一般情况下可以采用牙科材料充填的方法进行治疗。若缺损严重，则可以采用人工制作的修复体来恢复缺损牙的形态、功能和外观。

> **小贴士**
>
> 牙体缺损是老年人口腔的常见病和多发病，影响牙髓和牙周组织甚至全身的健康，对咀嚼、发音和牙齿外观等也产生不同程度的影响。若发现自己发生了牙体缺损，要及时到正规的口腔专科医生处就诊，进行充填或修复治疗。

七、我的牙怎么掉了？——牙列缺损或牙列缺失

情景导入

前两天，王阿姨的大牙掉了一颗，吃东西很不舒服。一向开朗的她这几天闷闷不乐的，也不爱笑了，连最爱的广场舞都不想去跳。因为她听邻居李婆婆说，人老了牙就会掉，牙掉了一颗之后，其他牙也会慢慢跟着掉。李婆婆的牙就全部掉没了，什么好吃的都吃不了。王阿姨感觉这下自己是真的老了，牙掉了，饭都吃不了，生活少了好多乐趣。

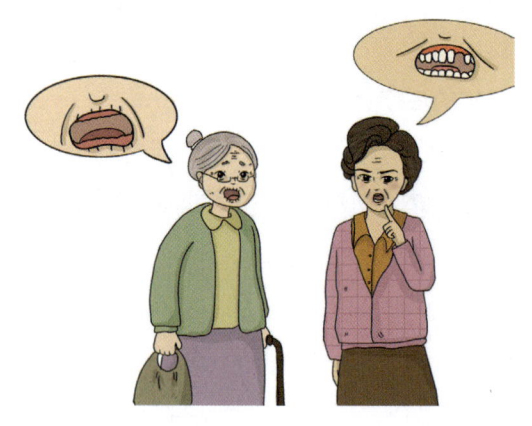

问题解析

像王阿姨这样牙齿掉了的口腔问题叫牙列缺损，而李婆婆这种牙全部掉没了的问题叫牙列缺失。那接下来我们了解一下什么是牙列缺损和牙列缺失？导致牙列缺

损和牙列缺失的原因有哪些？牙列缺损和牙列缺失的修复方式有哪些呢？

1. 牙列缺损和牙列缺失是什么

牙列缺损是指在上颌或下颌的牙列内有数目不等的牙缺失，同时仍留有不同数目的天然牙。牙列缺失是指整个牙列所有的天然牙（包括牙根）全部缺失，可以是单颌的（上颌或者下颌缺失），也可以是全口的（上颌和下颌一起缺失）。

2. 牙列缺损和牙列缺失的病因

（1）牙列缺损的病因：主要包括龋病、牙周病和根尖周病，此外，还有颌骨和牙槽骨外伤、颌骨疾病和发育异常等。

（2）牙列缺失的病因：牙列缺失是天然牙列的病变未能得到有效治疗和控制的最终结果，多见于老年人。导致牙列缺失的主要直接原因为龋病和牙周病，其他原因还有遗传性疾病、外伤、不良修复体等。

3. 牙列缺损和牙列缺失的修复方式

牙体缺损的修复方式有固定局部假牙、可摘局部假牙、固定—活动联合修复、种植假牙等方法；牙列缺失的修复方式有常规的黏膜支持式全口假牙、种植支持式全口覆盖假牙、种植固定假牙。局部可摘假牙和黏膜支持式全口假牙就是老百姓常说的活动假牙，除了活动假牙还有固定修复和种植修复等多种修复方式，具体的修复方式可根据患者的口内情况及自身需求进行选择。

> **小贴士**

牙掉了会影响吃饭、说话及外观,因此要积极处理龋病、牙周病及根尖周病等口腔问题,避免出现牙列缺损或牙列缺失的情况。若已经出现了牙列缺损或牙列缺失的情况,应到正规的口腔专科医生处就诊,选择合适的修复方式进行修复,不能放任不管哦!

八、为什么我的舌头"烧"得很?——灼口综合征

> **情景导入**

李阿姨最近感觉舌头"烧乎乎"的痛,就像被开水烫了一样,嘴巴里面又干又苦,让她非常痛苦。舌头一痛她就喜欢伸出舌头对着镜子看,想看看是什么原因。这天突然看到舌头根部有几个小"包包",她心头一凉,怕不是得"癌"了吧。吓得李阿姨赶紧让儿子挂了一个口腔医院的号,得早点去看看。

> **问题解析**

以上故事中的李阿姨可能是患了灼口综合征。

1.灼口综合征是什么

灼口综合征是以舌部为主要发病部位,以灼灼样疼痛为主要表现的综合征,又称舌痛症、舌感觉异常、口腔黏膜感

觉异常等，是最常见的口腔黏膜疾病之一。其主要特点是患者诉说有口腔烧灼感、脱皮感、麻木感、痒感、开水烫感、味觉异常等，也有患者称口内出现"包包""籽籽""疱疱"等"异常结构"，还经常伸舌自检，产生恐惧心理。常常医生仔细检查患者口腔黏膜并无异常改变，患者认为的"异常结构"一般均为正常的小黏液腺体或舌乳头。

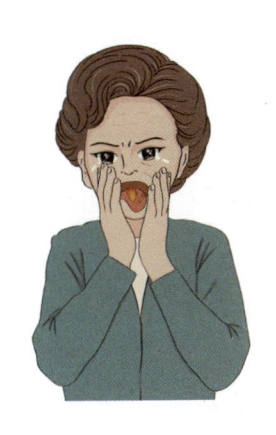

2. 灼口综合征的病因

灼口综合征的病因比较复杂，目前病因尚未明确，可能与以下几种因素有关。

（1）精神心理因素：焦虑、抑郁、癌症恐惧症和疑病症等，其中焦虑、抑郁最常见。

（2）口腔局部刺激因素：牙结石、残根、残冠、不良修复体刺激等。

（3）系统疾病因素：更年期综合征、糖尿病、甲状腺功能异常、免疫性疾病等。

（4）神经系统病变：灼口综合征也可能涉及中枢与周围神经系统。

3. 灼口综合征的治疗及管理

目前国内外都还没有针对灼口综合征的特效药或疗法。但是医生可以通过对因处理、对症处理及心理干预等方式对疾病进行管理，可较好地缓解病情。患者在日常生活中应正

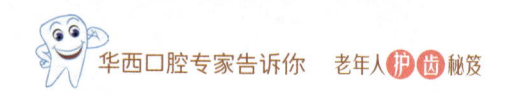

确面对该疾病，克服恐惧心理，保持良好心态，舒缓紧张情绪；可以参加适度的文体活动以转移注意力和调节睡眠；平常勿频繁对镜伸舌自检；饮食清淡、营养均衡；与家人多沟通交流，家属也应对患者表示充分的理解和关爱。

小贴士

出现灼口综合征的表现后，不要自己吓自己，可找口腔黏膜专科医生检查治疗。该病的病因比较复杂，目前还没有特效治疗手段，但医生可通过一系列方式管理疾病，缓解病情；患者要正确对待疾病，保持良好的心态有助于病情缓解。

九、我的腮帮里怎么有"花纹"？——口腔扁平苔藓

情景导入

李阿姨在工厂兢兢业业干了大半辈子了，离退休只有几年的时候，却突然通知她下岗了，李阿姨每天都十分难过，某天在外吃火锅时，突然感觉到自己的腮帮子里面十分疼痛，回到家后照镜子发现自己的腮帮子里面有着白色的"花纹"，想到隔壁刘大妈是因为口腔癌症离开的，李阿姨紧张了，连忙前往口腔医院进行检查。医生在仔细检查后，初步判断是口腔扁平苔藓，李阿姨对此疑惑不已，什么是口腔扁平苔藓呢？自己为什么会

得口腔扁平苔藓呢？这个是不是口腔癌症呢？医生对李阿姨的疑问一一进行了解答。

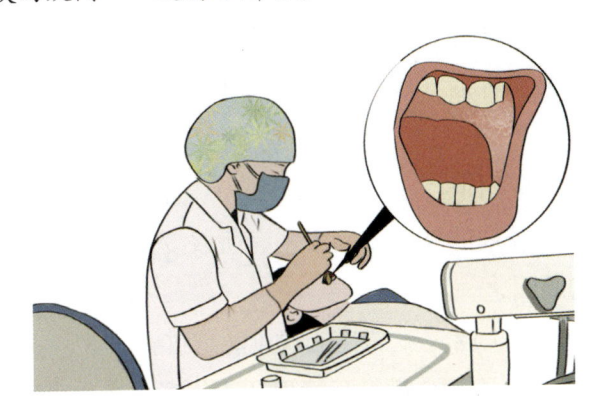

问题解析

李阿姨在外吃火锅时发现了口内的"花纹"，为什么在家吃饭时没有发现呢？因此，我们需要了解什么是口腔扁平苔藓？患口腔扁平苔藓的原因是什么？患病后的注意事项有哪些？

1. 口腔扁平苔藓是什么

口腔扁平苔藓是一种常见口腔黏膜慢性炎性疾病，好发于中年，女性多于男性。多数患者有疼痛、自觉粗糙不适等临床表现，长期糜烂病损有恶变倾向，因此，发现口内有口腔扁平苔藓，需要积极治疗，定期检查。

2. 口腔扁平苔藓的病因

口腔扁平苔藓病因较多，目前确切的病因与发病机制暂不明确，可能与以下多种因素有关。

（1）免疫因素：口腔扁平苔藓与T淋巴细胞介导的免疫

反应有关。

（2）心理因素：口腔扁平苔藓的发生、发展与心理因素有密切关系，部分患者在经历失业、亲属亡故或是生活压力过大等应激事件后，病情往往会出现不同程度的加重或首次发病。

（3）内分泌因素：口腔扁平苔藓中年女性较多发。女性月经期及绝经期的体内激素水平有所改变，或是造成口腔扁平苔藓的原因之一。

（4）感染因素：病毒感染也可能是致病因素之一。

（5）其他因素：微循环障碍及遗传等因素也可能是致病因素。

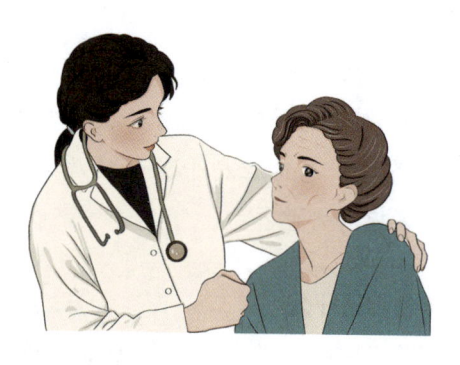

3. 口腔扁平苔藓的癌变倾向

口腔扁平苔藓存在长期糜烂时有癌变倾向，已被WHO列入口腔黏膜潜在恶性疾患的范畴。

4. 患口腔扁平苔藓后的注意事项

在确诊为口腔扁平苔藓后，我们需要做到以下几点来防止恶变，减轻痛苦。

（1）心理治疗，调节身心健康，调整心理状态；关注全身身体情况，如睡眠、月经、饮食等。

（2）积极寻求专业医生的治疗，控制糜烂病损的发生、发展，改善口腔扁平苔藓的疼痛不适等相关症状。

（3）定期复查，按医嘱用药；保持温和不刺激的饮食习惯。

小贴士

在发现口腔内长"东西"后，不要相信网上的虚假科普，也需要避免过度紧张，及时到正规的口腔专科医院进行检查治疗，正视疾病，战胜疾病。

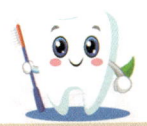

第二节　老年人常见口腔疾病该怎么处理

一、什么是补牙？

情景导入

李婆婆几年前就和张大爷计划着等退休了一起出去旅游，这不，终于退休了，于是老两口迫不及待地订好了机票准备奔赴一趟为期半个月的异国之旅。出发前的几天，李婆婆的孙女买了一些水果来看望老两口，其中有李婆婆最喜欢吃的葡萄，谁料李婆婆吃了几颗

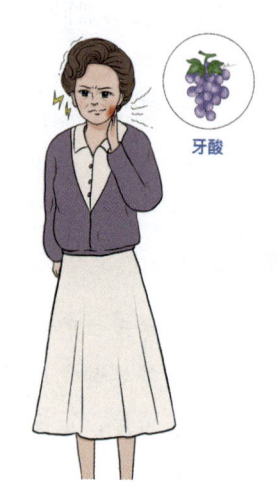

葡萄后，突然感到牙齿一阵酸痛，但是疼了几秒后就好了，李婆婆以为可能是因为葡萄太凉了，就没有在意。李婆婆的孙女却建议李婆婆最好出发前去看一下牙医。李婆婆马上挂了个号去看了口腔医生。经过专业的口腔检查，医生告诉李婆婆她的好几颗牙齿都出现了不同程度的龋损，并将李婆婆龋损的牙齿都补好了。李婆婆补完牙之后，与张大爷踏踏实实地出国旅游了。

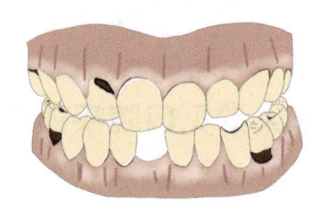

问题解析

李婆婆出现的症状是龋损导致的牙齿敏感症状，可通过牙体缺损修复术，也就是俗称的"补牙"来终止龋损的进一步发展。

1. 补牙是什么

牙体缺损修复术，其过程是清除已病变或失去支持的牙体组织及细菌，并将牙体制备成一定形状的窝洞，选用适当的材料进行充填，恢复牙齿的形态和功能。

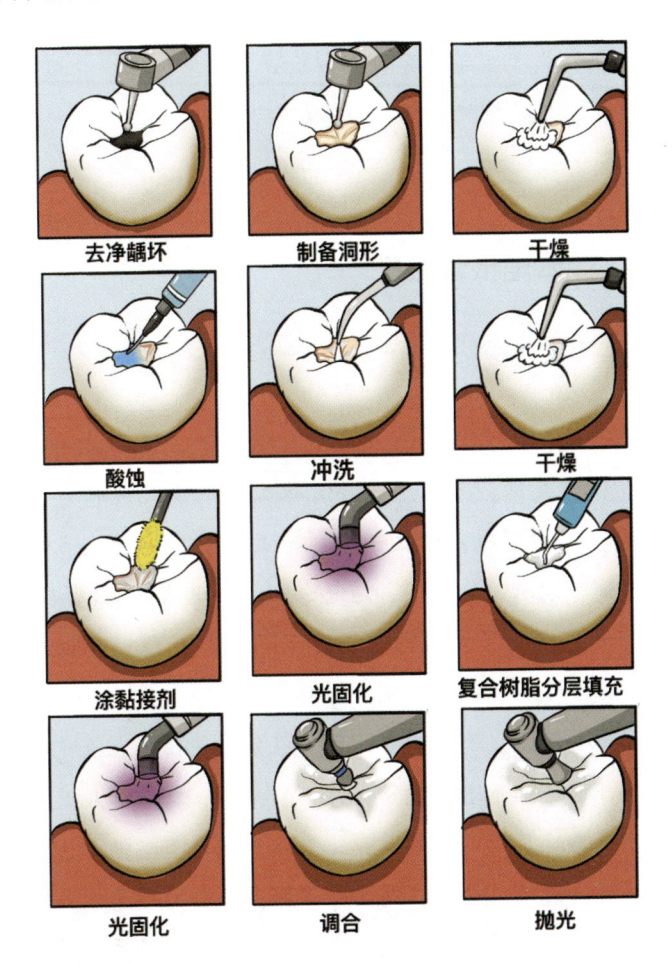

去净龋坏	制备洞形	干燥
酸蚀	冲洗	干燥
涂黏接剂	光固化	复合树脂分层填充
光固化	调合	抛光

2. 材料选择

用于补牙的材料种类很多，有金属材料、复合材料、陶瓷材料等。临床上多根据牙齿的部位、窝洞的位置、材料的性能及患者口腔状况等多种因素，选择合适的材料进行充填修复。常用的材料有复合树脂、玻璃离子水门汀等。

小贴士

老年人至少每年要进行一次口腔健康检查，发现龋齿应尽早治疗，避免错过最佳治疗时机。

二、什么是根管治疗？

情景导入

一日，张大爷的女儿去看望张大爷，进门就看见张大爷精神萎靡，消瘦了不少，张大爷的女儿连忙询问张大爷哪里不舒服。张大爷告诉女儿，之前只要一牙痛，吃点药就能解决，但不知道怎么回事，这次牙痛貌似"来势汹汹"，吃了几天的药都不管用，牙不仅时不时"跳痛"，不吃不喝的时候痛，冷热刺激的时候更痛，而且晚上痛得更厉害，有时候半张脸都在痛，使得张大爷吃也吃不下，睡也睡不着。想着女儿工作又忙，就忍了几天了，心想着再吃几天的药看看，结果越来越严重。张大爷的女儿一听真是又急又气，马上带着张大爷去口腔急诊看病。经过口腔医生的专业检查，发现原来张大爷的牙痛是龋病引起的牙髓炎，需要做根管治疗。

问题解析

牙髓是牙体组织中唯一的软组织，富含神经和血管。患了龋病如果不及时治疗，炎症继续发展感染牙髓就会引发牙髓炎。治疗牙髓炎最有效和常用的方法就是进行根管治疗。什么是根管治疗？根管治疗需要多长时间？根管治疗为什么需要拍牙片？

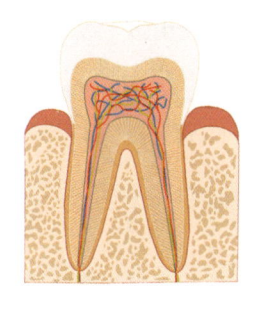

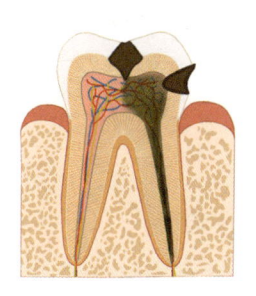

1. 根管治疗是什么

根管治疗是采用专用的器械和方法对根管进行清理、成形（根管预备），然后采取有效的药物对根管进行消毒灭菌（根管消毒），最后严密填塞根管（根管充填），并行牙冠修复，以控制感染、修复牙体缺损，促进牙体愈合的治疗方式。

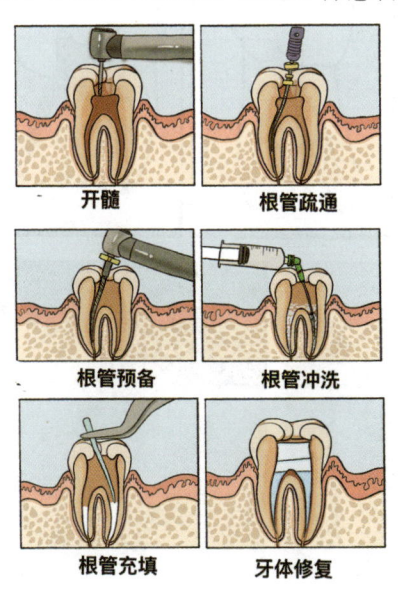

2. 治疗周期

根据根管治疗难度评估结果不同，治疗周期长短不一。通常情况下，根管治疗需复诊2～3次，每次间隔1～2周不等，但如果遇到复杂根管、感染较重或感染控制不理想等情况，则需要多次复诊消毒封药。根管治疗完成后，因牙体变脆，咀嚼硬物易发生折裂，故通常观察一段时间后还需进行牙冠修复。

3. 影像学检查

根管治疗过程中，一般需拍3～4张X线片（术前、术中、术后），以便医生了解牙体、牙周、根管系统、牙髓组织和根尖周组织的病变情况，辅助诊断，保证治疗操作的准确性。如遇复杂根管，还需拍摄锥形束计算机断层扫描（CBCT）辅助诊疗。

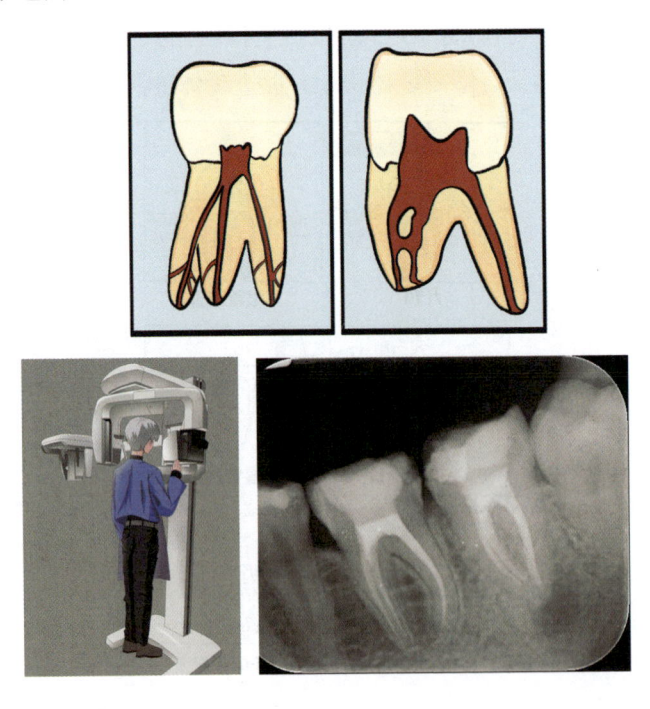

小贴士

根管治疗周期中，避免用患侧咀嚼，以防牙体折裂，遵医嘱按时复诊。

三、什么是洁牙？

情景导入

李婆婆最近几个月两侧的上、下后牙区总是牙龈出血，特别是刷牙和吃东西时。女儿很是担心，于是带着李婆婆来到医院。医生检查发现，李婆婆全口牙结石覆盖面积广泛，牙龈充血红肿，触诊易出血，诊断为慢性牙龈炎，需要进行洁牙。李婆婆看着医生纳闷地说：我只听说过洗牙，什么是洁牙呢？

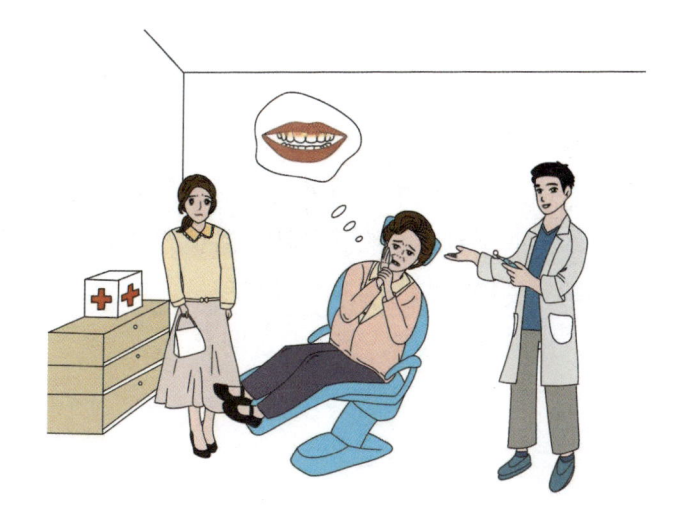

问题解析

李婆婆的问题，其实也是多数老年人的问题，但"洁牙"其实就是我们俗称的"洗牙"。

1. 洁牙是什么

洁牙是指利用超声波洁牙机械去除牙龈上的牙结石、牙菌斑和色素沉着，并抛光牙面，也是预防和治疗牙周病的重要措施，通过定期的洁牙从而达到预防牙周病发生或防止牙周病进一步发展的目的。

2. 洁牙的作用

（1）去除牙菌斑和牙结石。

（2）去除色素沉着。

（3）预防龋齿。

（4）预防牙周病。

（5）避免口臭。

3. 洁牙的必要性

我们平常即使很认真地刷牙，也会有一些地方没有刷到，那么这些地方就会积累牙菌斑或牙结石。所以洁牙对于每个人来说都是非常有必要的。尤其是易长牙结石，处于正畸过程，备孕，长期吸烟、喝茶色素沉积，口腔卫生状况极差，牙龈炎，牙周炎的患者，都需要定期洁牙。

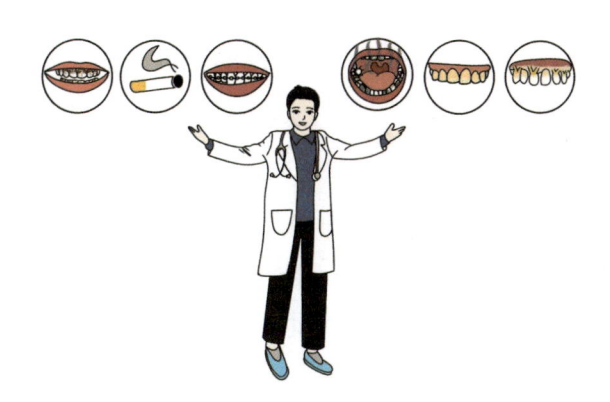

第三章 人老牙先老——老年人口腔常见问题的识别及处置

4. 洁牙的频率

一般建议每年定期洁牙，如果日常刷牙不认真或者牙齿不整齐、口腔卫生状况极差及有吸烟习惯者，则建议每半年洁一次牙。

小贴士

刚做完洁牙，牙齿有可能会出现敏感现象，一般一到两周慢慢减轻，也可选用脱敏牙膏干刷3～5分钟，以缓解症状。如果洁牙后有出血现象，一般3天左右可恢复正常，如出血过多，应及时前往医院治疗。为避免色素沉着，应尽量避免摄入含有色素的东西，例如咖啡、浓茶等。

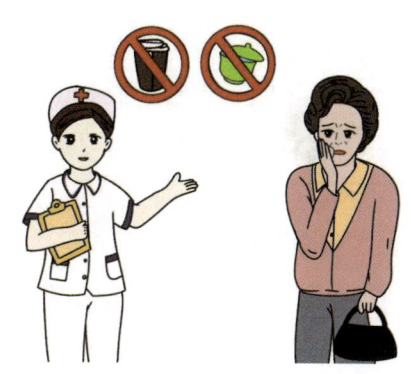

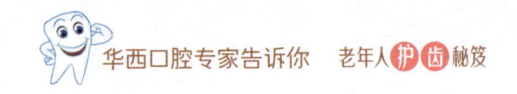

四、怎样做好口腔黏膜疾病的自我护理？

情景导入

　　王阿姨前段时间发现自己腮帮子里面有"花纹"，吃辛辣刺激的东西时很痛，最后去口腔医院确诊为口腔扁平苔藓。医生告诉了王阿姨一些生活中的自我护理要点，王阿姨才明白还有这么多自己需要注意的事。

问题解析

　　像王阿姨这样患了口腔扁平苔藓等口腔黏膜疾病的老年朋友，在日常应该从以下几点做好自我护理，促进疾病早日康复。

1. 遵医嘱用药

　　遵医嘱正确用药是药物治疗起效的重要前提。因此，患者需要根据医生的医嘱正确服用或使用药物，不能自行停药或增减药物。

2. 定时复查

　　口腔黏膜疾病大多为慢性病，部分有癌变风险。因此，患者须要按照医生制定的复诊计划及时复诊，若等到口腔有糜烂、疼痛等不适症状再复诊，可能会给疾病的治疗及康复带来困难。

3. 健康心理

　　部分口腔黏膜疾病和患者心理因素关系密切，心理问题不但影响疾病的发生、发展，还会影响疾病的治疗及康复效果。因此，患者应正确面对疾病，保持良好的心态，积极配合治疗，若出现严重的心理问题应及时寻求专业心理咨询师或医生进行干预。

4. 合理饮食

大多数口腔黏膜疾病与患者的饮食密切相关。提倡营养均衡，饮食种类多样化，粗粮、细粮搭配，荤素搭配。饮食应以清淡、营养为主，少食辛辣刺激食物。同时，根据不同疾病病种和病情轻重程度，遵医嘱进行饮食的选择及搭配。

5. 注意休息

应保持作息规律，勿过于劳累，保持良好的睡眠，以增强身体的抵抗力，促进疾病的康复。

6. 维持口腔健康

保持良好的口腔卫生习惯，及时处理口内残根、残冠、不良修复体等局部刺激因素。

小贴士

口腔黏膜疾病大多为慢性疾病，病情易反复、迁延，患者应正确面对疾病，积极配合治疗，定期复查，保持良好的心态，合理饮食，注意休息，使疾病得到良好的控制。

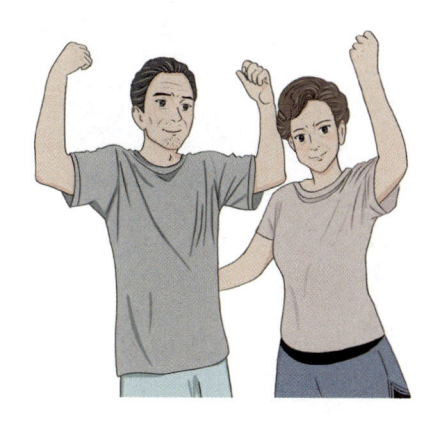

五、牙齿松动后该怎么办呢?

情景导入

王大爷刷牙又是几秒钟就结束了,老伴儿今日专门给他看着刷牙时间,批评道:"你近日吃饭都咬不动了,嘴里还有一股味道,你看你刷牙时水池里还有血,你再不好好刷牙,你牙齿都会掉光!"王大爷照照镜子,发现自己牙龈红肿得厉害,而且牙龈上还有一个淡黄色的脓点,用手摇了摇牙齿,发现已经松动了,赶紧来医院就诊。经过医生检查,发现是由牙周炎引起的左下两颗磨牙Ⅱ度松动,需要及时进行治疗。王大爷着急地问,牙齿松了还能治好吗?

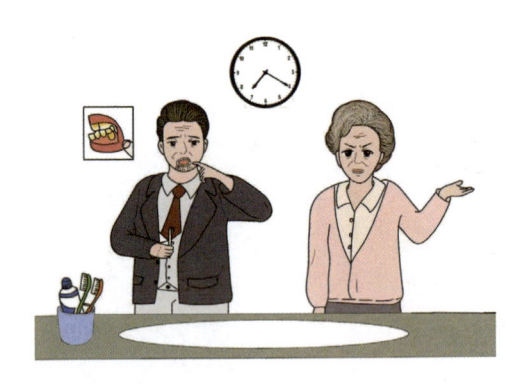

问题解析

以上故事中的情况是老年人不注重口腔卫生导致牙周炎而引起的牙齿松动。牙齿松动该怎么治疗呢?

1. 明确诊断

牙齿松动有多种原因，例如牙周炎、根尖周炎、牙外伤、牙冠和牙根折断等，应根据不同病因采取相应的治疗方法。

2. 治疗办法

（1）牙周炎：牙周炎是导致老年人牙齿松动的最主要病因，可定期洁牙上药，经牙周系统治疗后可恢复稳固。

（2）根尖周炎：根尖周炎引起的牙齿松动，可进行根管治疗，炎症消退之后，根据牙齿恢复情况确定后续护理方案，一般来说牙齿可自然恢复稳固。

（3）牙外伤：牙外伤牙齿松动时，可采用松牙固定术与相邻正常牙齿固定，使松动牙达到相对稳定状态，能承受一定咬合力。

（4）牙冠和牙根折断：经过医生诊断确定无保留价值时，可拔除患牙，待伤口愈合后安装假牙。

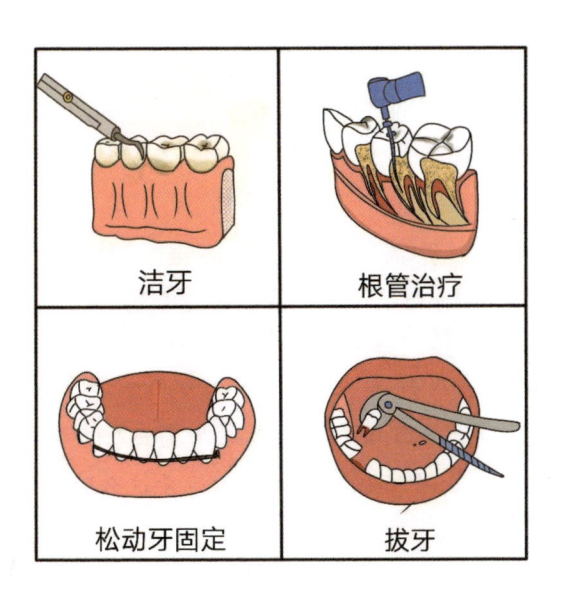

洁牙	根管治疗
松动牙固定	拔牙

小贴士

在日常生活中做好正确刷牙、饭后漱口、使用牙线等日常口腔清洁措施。牙齿松动期间避免食用辛辣刺激和过硬的食物，避免形成偏侧咀嚼习惯，使病情加重。定期（每3~6个月）复诊，视情况进行洁牙。如果出现松动加重的情况，请及时就医。

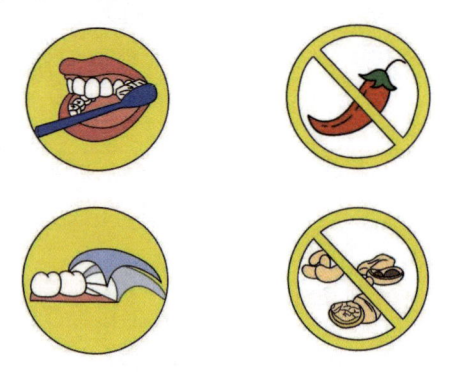

六、什么是心电监护下拔牙？

情景导入

70岁的王大爷因想安装假牙来到医院就诊，医生发现王大爷口内有很多残根，需要先拔除后再安装假牙。医生考虑到王大爷已经70岁了，测得血压有168/96 mmHg[①]，而且还有糖尿病，需要在心电监护下拔除患牙。王大爷很是不解地说，拔牙这么简单的事怎

---

① 1 mmHg ≈ 0.133 kPa。

么还需要心电监护？听起来就挺严重的，到底什么是心电监护下拔牙呢？

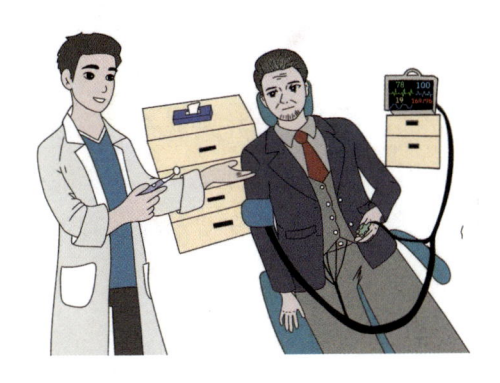

问题解析

王大爷的问题也是多数老年人不了解全身基础疾病会给拔牙带来怎样的风险，以及对心电监护下拔牙的概念不了解而产生的疑问。

1. 心电监护下拔牙是什么

心电监护下拔牙是指对患有心脑血管疾病及全身其他系统性疾病（如冠心病、高血压、心律失常、糖尿病、脑血管病等）的患者在局部麻醉拔牙过程中，通过心电监护仪器全程监测血压、心率、血氧饱和度、呼吸及心电图的变化，由心内科医生监护和口腔外科医生共同完成拔牙的过程，就叫作心电监护下拔牙。

2. 心电监护下拔牙的意义

对于患有心脏疾病的患者来说，拔牙时可能会诱发急性心肌梗死、房颤和室颤等严重的并发症；对于高血压患者来说，拔牙时可因紧张的情绪和手术的刺激，导致血压骤然升高，引起大出血或者严重的心脑血管并发症，如脑出血等。而这些并发症可在拔牙过程中，通过心内科医生对患者的观察和心电监护仪监测的数据被及时发现。当心内科医生发现异常情况时会立即叫停进程，并采取相应的治疗措施，待患者生命体征平稳后才会继续进行操作，若不能缓解则停止拔牙手术，并实施进一步的生命支持治疗，避免更严重的情况发生，保障患者的生命安全。

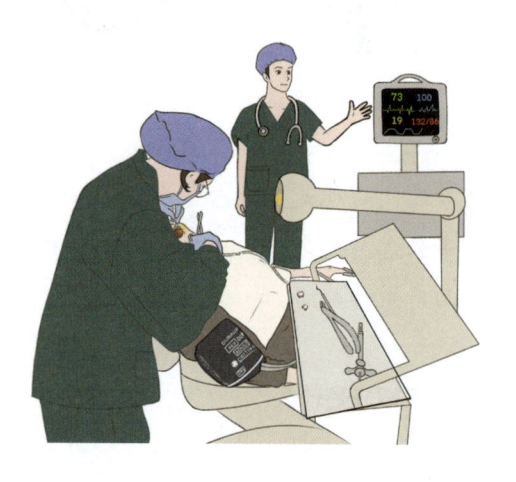

小贴士

若长期服用降压药血压仍偏高的患者，建议前往医院调整治疗方案，使血压维持在正常水平；拔牙前6个月内有心肌梗死史、心绞痛史及脑梗死史等严重疾病发作史的患者，应暂缓拔牙，避免因拔牙过程中的刺激而再次发作；糖尿病患者在术前正常使用降血糖药，避免影响伤口愈合。

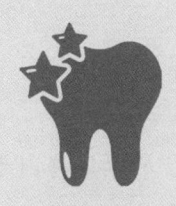

第四章
假伙伴，真朋友
——老年人假牙修复（镶牙）

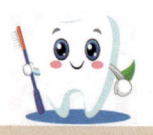

华西口腔专家告诉你　老年人护齿秘笈

第一节　老年人镶牙前需要做的准备

情景导入

65岁的李婆婆因牙齿问题不能吃东西来口腔医院看病。主诊医生对其进行口内及影像学检查后,告知李婆婆及家属,李婆婆口内有一些牙松动了要拔除,还有一些牙有缺损要补牙,而且口腔卫生不佳要去洁牙,待拔牙、补牙和洁牙完成后才能来镶牙。李婆婆听到这表示很不理解,心想,我就是想镶颗牙来帮助吃饭,怎么这么麻烦呢?镶牙前需要做些什么准备呢?

问题解析

上述故事中李婆婆的不理解是源于对口腔镶牙相关知识的欠缺。下面我们来了解一下镶牙前应该做哪些准备工作。

(1)处理口腔的急症:如牙体折裂、急性牙髓炎、慢性牙髓炎急性发作、牙槽脓肿、急性冠周炎或

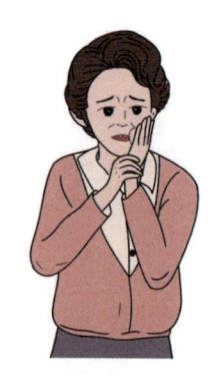

牙龈炎。

（2）处理口腔的慢性疾病：如龋病、牙周疾病、黏膜疾病等。

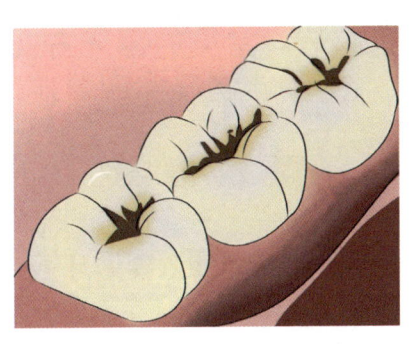

（3）拆除口腔内不良修复体。

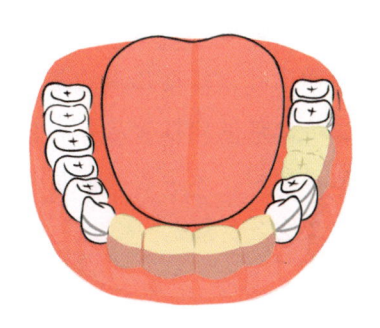

（4）处理口腔内存在的骨刺、骨突等。
（5）保持良好的口腔卫生。

小贴士

请去正规的口腔医疗机构遵照口腔专科医生的建议进行镶牙哦。

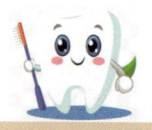

第二节　常见的镶牙方式

固定假牙

一、牙齿根管治疗后为什么要做牙冠？

情景导入

张大爷因牙齿疼痛去口腔医院，口腔医生对他疼痛的牙齿进行了根管治疗，经过几周的治疗，牙齿终于不痛了。此时医生给他说做完根管治疗的牙上要做一个牙冠保护起来。他很纳闷，牙齿已经做了治疗为什么还需要做牙冠呢？怎么这么复杂呢？

问题解析

上述故事中张大爷的困惑源于对根管治疗后牙齿变化的不了解。下面我们来了解一下做完根管治疗后为什么要做牙冠。

（1）在根管治疗前，患牙常患有龋病等牙体疾病，牙齿常常是不完整的，影响进食和美观。做牙冠能恢复患牙的功能和外观。

（2）根管治疗把患牙的牙髓吸除，患牙失去了营养的供

第四章　假伙伴，真朋友——老年人假牙修复（镶牙）

给和神经的感应，从而脆性增加，抗弯曲能力降低，同时，因不能感受牙齿咬合的力量大小，易在进食时发生折裂，甚至可能导致患牙不能保留，影响根管治疗的疗效。故进行牙冠修复是保护患牙的措施之一。

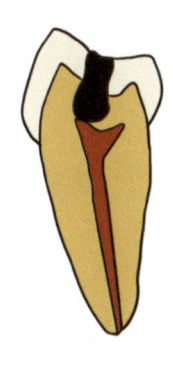

这是一颗有龋坏（黑色的部分）的牙齿，龋坏已达到牙髓，需要根管治疗。

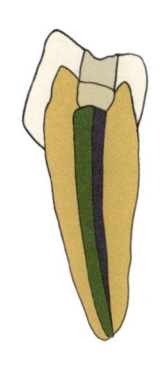

根管治疗后，以牙胶尖严密充填，封闭感染通道，完成牙冠的修复。

小贴士

是不是所有根管治疗后的牙都需要进行牙冠保护呢？答案是不一定的。这要根据患牙的完整度、口腔后期整体的修复方案等而定，具体由口腔专科医生进行专业的检查和评估。

二、什么是牙冠？

情景导入

张大爷在听了口腔医生的解释后，终于理解了根管治疗后要做牙冠的原因。此时，他对牙冠好奇起来，那

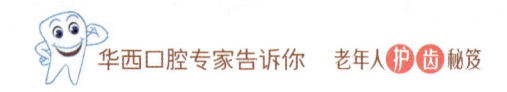

什么是牙冠呢?

问题解析

从口腔解剖的角度看,牙齿显露于牙龈之上的部分就是我们常说的牙冠;从口腔修复的角度看,牙冠即老百姓常说的"牙套",是牙齿修复的一种方法。

当牙齿损坏且难以通过补牙的方式进行修复时,可用不同的材料制成人工牙冠,再用黏接材料固定在磨小了的天然牙冠上,用以恢复牙齿原来的大小和形态。

根据牙冠覆盖在天然牙表面的面积大小,分全冠和部分冠。全冠覆盖了全部天然牙冠表面,而部分冠仅覆盖部分牙冠表面。我们常说的牙冠一般指的是全冠。

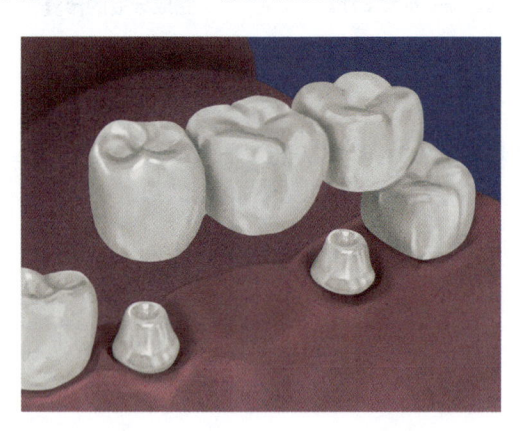

小贴士

根管治疗之后进行牙冠修复,是否一定要全冠修复呢?答案是否定的。医生会根据患牙缺损、上下牙咬合等

第四章 假伙伴，真朋友——老年人假牙修复（镶牙）

情况来进行综合判断。

三、该选什么材质的牙冠呢？

情景导入

张大爷在明白什么是牙冠修复后，接着就问，牙冠是由什么材料做成的？该如何选择呢？

问题解析

根据制作材料的不同，牙冠分为金属全冠、全瓷冠、树脂全冠、烤瓷熔附金属全冠、树脂—金属混合全冠。

人们常说的"烤瓷牙"就是烤瓷熔附金属全冠，它的底冠是金属，外冠是瓷。随着人们对美的需求越来越高，近年来，口腔临床常进行全瓷冠修复，即全陶瓷材料制作的牙冠。全瓷冠的材质包括玻璃全瓷、氧化铝基全瓷和氧化锆基全瓷等。用树脂制作的牙冠常用作临时牙冠，其他材质制作的牙冠常用于正式牙冠。

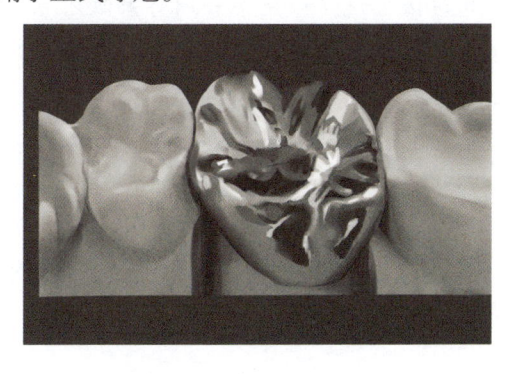

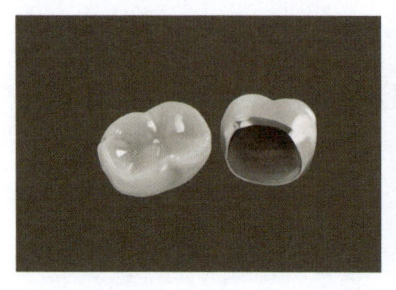

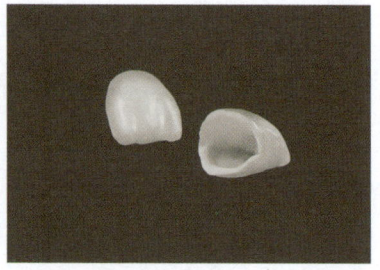

具体选哪种，需根据患者口内牙体解剖形态、牙体缺损情况、病变程度和类型、口内咬合关系的情况、牙体牙根健康情况、患者主观要求、经济情况等而做选择。

小贴士

请去正规的口腔医疗机构遵照口腔专科医生的建议进行牙冠修复哦。

四、根管治疗后一般多久做牙冠？

情景导入

张大爷在了解牙冠相关知识后，以为当天就可以戴牙冠了。此时医生说建议观察一周再来做牙冠。张大爷又纳闷儿了，怎么又要隔一周呢？治一颗牙要来医院的次数也太多了吧。

问题解析

做完根管治疗后，患牙什么时候做牙冠要咨询医生，视情况而定。

第四章 假伙伴，真朋友——老年人假牙修复（镶牙）

患牙做完根管治疗后应尽快进行牙冠修复。一般医生会建议患者在根管治疗全部完成后观察1～2周再来做牙冠。通过这段时间的观察，确保患牙没有疼痛等症状，以及牙龈和周围牙齿的健康状况良好，如牙龈不红肿、无出血、邻牙完好无疼痛等，才能进行正式的牙冠修复。如果患牙有明显的根尖周病变或根管治疗效果不理想等情况，则需延长观察时间，具体需根据口腔专科医生的评估来决定。

小贴士

观察期间，患牙不能咬硬的东西，以防牙体崩裂。如果观察时间长，可遵照医生建议佩戴临时牙冠保护，但佩戴临时牙冠后不能进食黏的或硬的食物哦。

五、牙冠修复的过程是怎样的呢？

情景导入

张大爷在做完根管治疗观察了一周后再次来到口腔医院进行牙冠修复。此时他还有些不太明白接下来要做什么。医务人员给他进行了简要的讲解。

问题解析

牙冠修复的过程要随医生和印模制取的时间而定。

（1）首先医生评估患牙的情况，判断患牙是否可以进行牙冠修复。

（2）医生告知患者可选择的修复方案，征求患者的同意后，进行专业的牙体预备（即将牙齿磨小）。待预备合适后进行印模制取。印模制取可用常规的方式，即用盛有口腔专用印模材料的托盘放入患者口内，将患者口腔的组织形态复制到口腔外，也可用数字化印模技术进行制取。

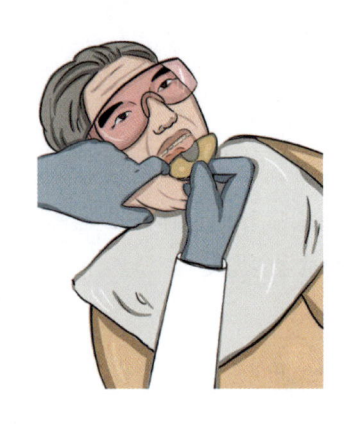

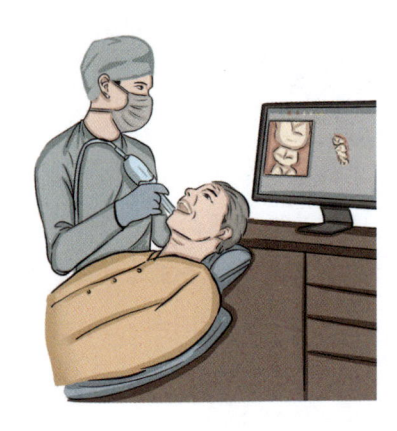

（3）若当天能完成正式牙冠的制作，则患者等待正式牙冠的制作完成后就可戴冠。若当天不能完成正式牙冠的制作和戴入，印模制取后医生将用树脂进行临时牙冠的制作，并将制作好的临时牙冠戴入患者口内，给患者预戴正式牙冠的时间。

小贴士

是否能当天完成正式冠的戴入，需根据患者所选择的口腔医疗机构的安排而定哦。

六、牙冠戴入后有哪些注意事项？

情景导入

张大爷治疗后的牙齿戴上了正式的牙冠，他感受了一下，似乎有点胀胀的，略感不适，遂询问护士小李。小李拿着一张宣教单对张大爷说：大爷，我正准备给您讲解注意事项呢。您听好了哦。

问题解析

牙冠戴入后非一劳永逸，需关注一些日常的注意事项。

（1）适应：牙冠的形态、大小与原有牙齿可能存在差异，需要患者去适应。

（2）饮食：①不用牙冠修复后的牙咬过硬的食物，如甘蔗或玉米、瓜子、骨头、坚果或牛肉干等，以免过大的咬合力量损坏牙冠及牙冠下的天然牙；②不用牙冠修复后的牙吃黏性食物，如咀嚼口香糖、含麦芽糖的黏性很强的"灶糖"或"叮叮糖"等，以免牙冠脱落。

（3）口腔健康维护：正确刷牙，保持良好口腔卫生，必要时进行牙周治疗。

（4）复诊：①遵医嘱复诊；②牙冠戴入后，部分患者可能会有轻度的牙齿发胀、咬合发酸等不适感，一般不用处理，几个小时后这些感觉会逐渐减轻、消失。如症状加重，请及时复诊。

小贴士

牙冠戴入后的牙和天然牙一样，均需要认真清洁哦，以免出现继发龋、牙龈炎等。

七、牙冠脱落怎么办？

情景导入

张大爷自从牙齿治疗戴冠后，牙不疼了，咀嚼也有劲了，吃饭倍儿香，身体也愈发好了。这天他带着孙子去公园玩，买了路边卖的糖人。可孙子吃了几口后就丢给了张大爷，张大爷不想浪费，就自己吃起来，糖人可太黏了，吃着都拉丝。张大爷想尽快吃完，用力咀嚼时感觉有东西掉在口内了，吐出来一看，原来是之前做的牙冠，一下子惊慌失措。

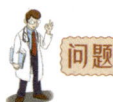

问题解析

牙冠脱落不要惊慌，冷静处理很重要。

（1）勿将牙冠放回口内，否则容易在进食时误吞脱落的牙冠；如果脱落牙冠被误吞，也不要惊慌，一般情况下牙冠不会滞留体内，会随着大便排出体外。期间可以多吃富含纤维素的食物促进排便，如玉米、高粱等杂粮，芹菜、韭菜等蔬菜，香蕉、苹果等水果。可去医院就诊，拍摄腹部X线平片确定牙冠位置。

（2）保留脱落的牙冠，尽快前往口腔医疗机构就诊。

（3）如果暂时不能去口腔医疗机构就诊，可自行判断牙冠脱落的天然牙是否为活髓牙。如果是活髓牙，会对冷、热、酸、甜等刺激敏感，此时需用温水刷牙或漱口，忌食用过冷、过烫的食物，酸痛明显者可使用脱敏牙膏或脱敏糊剂；若是死髓牙，则不会有冷、热、酸、甜刺激敏感的现象，但切勿咬硬物，以免牙体折裂。

小贴士

牙冠脱落后优先选择去之前进行牙冠修复的口腔医疗机构和口腔医生处进行复诊，记得携带牙冠修复的相关资料前往，方便医生诊疗。

八、什么是固定桥？

情景导入

李婆婆遵照医生的要求，对牙齿进行了治疗。距离李婆婆拔牙后3个月，李婆婆再次来到口腔医院要求镶牙。医生检查后发现她口内缺失和被治疗的牙齿较多，镶牙需要分步骤来完成。其中，她的左下第六颗牙被拔除了，左下第五颗牙和第七颗牙做了根管治疗，医生进而跟她说左下第五颗、第六颗和第七颗牙可以一起做一个固定桥。李婆婆有些不解，什么是固定桥呢？

华西口腔专家告诉你　老年人护齿秘笈

问题解析

　　故事中李婆婆的情况需要行口腔常见的双端固定桥修复。

　　固定桥，也称固定局部假牙，由固位体、桥体和连接体三部分组成。医生会将牙齿磨小后，制取印模，再将制作好的固定桥的牙冠黏接戴在患者口腔内。这种设计就像是一座桥一样，两端的牙齿就是桥墩，中间是桥体。故称之为固定桥。

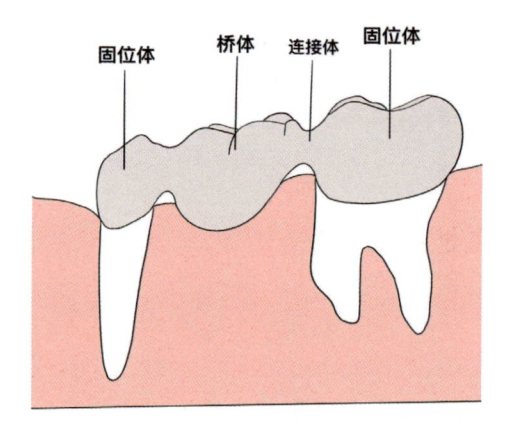

固位体　桥体　连接体　固位体

小贴士

　　进行固定桥修复要磨小缺失牙旁边的牙齿，如果旁边的牙齿健康完好（活髓牙），一定要谨慎哦，因为牙齿磨小后易诱发牙髓炎，且牙体的强度会降低，增加发生继发龋的机会。

第四章　假伙伴，真朋友——老年人假牙修复(镶牙)

活动假牙

一、什么是可摘局部假牙?

情景导入

李婆婆镶完左下的牙后，医生说其他缺失的牙既可做种植牙，也可做活动假牙，并简单讲解了各自的治疗流程。李婆婆可不想上手术台了，她想就镶活动假牙吧，可她要镶的活动假牙是什么样的呢?

问题解析

故事中的李婆婆要镶的活动假牙叫可摘局部假牙，这种假牙适用于口内牙弓上还剩余有牙齿的患者。

可摘局部假牙一般由支托(卡在旁边牙上的金属支点)、固位体(将假牙固定在天然牙上的钩、金属臂等)、连接体(连接人工牙、基托和其他部件的部分)、基托(类似牙龈的部位)和人工牙等部件组成。这种假牙可由患者自行取戴，是活动假牙的一种。活动假牙通过以下两种方式在口内固位:一是通过支托、固位体等挂靠在天然牙上来获得固位;二是通

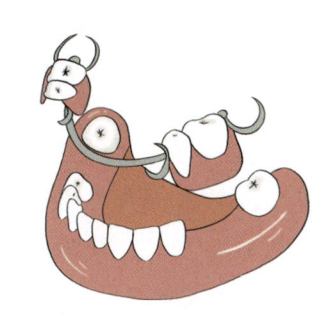

139

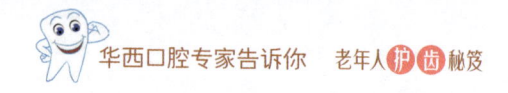

过口腔黏膜和牙槽骨的吸附力来获得固位。

根据制作方法和材料分为胶连式可摘局部假牙和金属铸造支架式可摘局部假牙。前者为塑料假牙，后者的连接体是金属，金属成分可以是合金，也可以是纯钛金属等。

小贴士

不是所有的可摘局部假牙都需要有支托、固位体、连接体、基托和人工牙这所有的部件，具体需根据缺牙情况及医生的设计而定。

二、哪种情况下适合用可摘局部假牙？

情景导入

李婆婆了解了可摘局部假牙的情况后，想起自己老伴儿的牙也需要治疗，就问医生，哪种情况下可以用这类活动假牙呢？

问题解析

可摘局部假牙的适用范围极其广泛，从个别牙缺失到上颌或下颌仅残留单个牙的大范围缺损，甚至同时伴有软、硬组织缺损时均可采用。

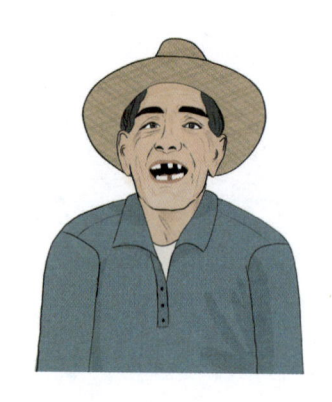

如有以下情况，则不适合做可摘局部假牙。

（1）因精神疾病生活不能自理者，如痴呆、癫痫、精神障碍等患者；对可摘局部假牙不便摘戴、保管和清洁，甚至有误吞假牙危险者。

（2）对假牙材料过敏或对假牙异物感明显又无法克服者。

（3）严重的牙体、牙周或黏膜疾病未得到有效控制者。

小贴士

请去正规的口腔医疗机构遵照口腔专科医生的建议选择假牙哦。

三、什么是全口假牙？

情景导入

李婆婆想到自己的牌友张婆婆好像已经没有牙齿了，她就问医生，如果全口都没有牙齿了，可以用活动假牙吗？

问题解析

口内牙弓上牙齿全部缺失的患者可以考虑用全口假牙。全口假牙由人工牙、基托组成，可由患者自行取戴，也属于活动假牙的一种。

全口假牙主要通过口腔黏膜和牙槽骨的吸附力来获得固位。和可摘局部假牙类似，全口假牙根据制作方法和材料分为胶连式全口假牙和金属铸造支架式全口假牙。

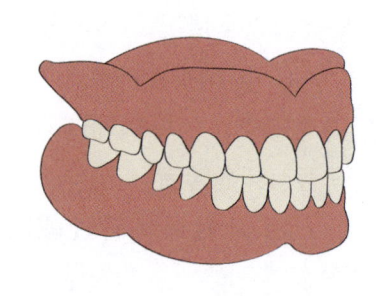

小贴士

因全口假牙的固位主要靠吸附力，所以全口假牙做好后能否戴得稳和患者口腔唾液分泌、牙槽骨丰满等情况密切相关。

四、活动假牙的优缺点有哪些呢？

情景导入

李婆婆听完医生对活动假牙的介绍后，还想了解得更清楚一些，问道：活动假牙有哪些优缺点呢？

问题解析

活动假牙，包括可摘局部假牙和全口假牙，它们各有优劣。

1. 活动假牙的优点

（1）适用范围广：不管是单颗牙缺失，还是多颗牙缺失，甚至是全口牙缺失，都可以用活动假牙来修复。

（2）修复的时间快：通常 2～4 周就可以完成。

（3）价格实惠：相对于固定桥和种植假牙，活动假牙的价格会低廉一些。

2. 活动假牙的缺点

（1）舒适感较差：患者戴上后口内会有异物感，需要患者花时间去适应。

（2）咀嚼效率低：难以咬动硬物，进食粗纤维食物也难以咬断。

（3）清洁较麻烦：进食后可能有食物嵌塞入假牙或口腔组织之间，进食后需要取下清洗。

小贴士

患者在进行修复前一定要了解活动假牙的优、缺点，再根据自身口腔情况、经济情况等各方面综合评估而选择。

五、活动假牙的治疗流程是什么样的？

情景导入

李婆婆了解了活动假牙的优缺点后，紧接着她又问医生，活动假牙修复的治疗流程是怎样的呢？

问题解析

活动假牙的治疗流程依据复杂程度不同而不同。

（1）牙齿预备及取模：如果口内残存有牙齿，根据假牙的设计，医生可能会在患者口内将假牙挂靠的天然牙磨出假牙卡环或支托需放置的位置，然后用印模材料或数字化印模的方式将口内的情况复制到口外。

（2）确定上下颌咬合关系：当技师在口外按口腔医生要求制作好蜡基底或金属支架后，由口腔医护团队在患者口内确定上、下假牙的高度及宽度，以确定咬合关系。

（3）试蜡牙：如果患者缺失的牙齿比较多，尤其前牙区有牙缺失时，技师根据口腔医生确定好的咬合关系制作蜡牙，口腔医生再将蜡牙放在患者口内进行试戴。

（4）戴正式假牙：当蜡牙试戴无误，技师根据蜡牙的情况制作正式假牙，最后由口腔医护团队给患者完成佩戴。

综上，活动假牙的治疗流程是口腔临床医生、护士及技师一同完成的，操作的流程较多。患者需要向医生反馈佩戴体验以便调整，并根据医生的要求定期就诊。

小贴士

活动假牙的制作流程根据假牙的复杂程度的不同而不同，单颗缺牙的活动假牙只需要两个步骤即可完成，而多颗甚至全口牙缺失的活动假牙则需要以上的四个步骤甚至更多。

六、佩戴可摘局部假牙后有哪些注意事项？

情景导入

李婆婆选择做一个胶连式可摘局部假牙，这天医生

第四章 假伙伴，真朋友——老年人假牙修复（镶牙）

约她来戴牙，医生调磨好牙齿后指导其取戴，护士小张来给她讲解注意事项。那戴牙后有哪些注意事项呢？

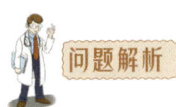

问题解析

可摘局部假牙戴牙后的注意事项有多个方面。

（1）注意适应与练习

①适应：初戴假牙时，口内可能会有异物感、恶心或呕吐等不适，有时还有言语不清、咀嚼不便等情况。一般假牙戴入后练习1～2周即可改善。

②练习：戴假牙时不要用牙咬合就位，以防卡环变形或假牙折断。摘假牙时最好推拉基托，而不是推拉卡环。

（2）注意饮食：初戴假牙，一般不宜吃硬食。若是前牙假牙，也不宜咬切食物，应暂用后牙咀嚼食物，最好先吃软的小块食物，逐渐过渡到正常饮食。

（3）注意口腔健康维护：①夜间不戴假牙入睡；②口内余留牙进食后漱口，早晚务必正确刷牙，必要时行牙周治疗，如洁牙，保持良好的口腔卫生。

（4）注意假牙的清洁与保养：饭后和睡前应取下假牙刷洗干净，用清水蘸牙膏刷洗即可，以免食物残渣沉积于假牙上。睡前取下假牙后应浸泡在冷水中或假牙清洁液中，但一定不要放在干燥环境、开水或酒精等环境或液体中。

（5）注意复诊：①遵医嘱复诊；②戴牙后口内有不适，如黏膜压痛等，应及时复诊。如因压痛复诊，应在复诊前2～3小时戴上假牙，以便能准确找到压痛点，以利于修改假牙。

145

小贴士

活动假牙戴上后一定要去适应哦。另外，当出现压痛等不适时，不要自己在家动手调整、修改，以免影响修复体质量。

七、佩戴全口假牙后有哪些注意事项？

情景导入

张婆婆根据李婆婆的介绍，在口腔医院做了一副全口假牙。终于有牙了，她戴上牙后高兴得合不拢嘴。护士小张给她讲戴牙后有哪些注意事项。

问题解析

全口假牙戴上后的注意事项有几个方面。

1. 做好适应与练习

（1）适应：刚开始佩戴全口假牙时患者会有异物感，甚至有不会咽口水、恶心想吐、言语不清等现象，这时需要患者尽量将假牙戴在口内去适应。

（2）练习：很多患者因长期缺牙，可能有一些不正确的咬合习惯，戴入假牙后可先练习吞口水，用后牙咬合的动作。

2. 注意饮食

戴牙后的几天，患者练习佩戴全口假牙做前面所述的咬合动作和说话,待习惯后,再用假牙咀嚼食物,开始时先吃软的小块食物,咀嚼动作要慢,用两侧后牙咀嚼食物,不要用前牙咬切食物。练习一段时间后,再逐渐过渡到吃一般食物。

3. 注意口腔健康维护

(1) 做好口腔清洁,进食后要取下假牙漱口。

(2) 夜间将假牙从口内取出,使口腔组织有一定的时间休息。

4. 注意假牙的清洁与保养

饭后和睡前应取下假牙用清水或清水蘸牙膏将假牙刷洗干净,避免食物残渣沉积于假牙上。睡前取下假牙后应浸泡在冷水中或假牙清洁液中,一定注意不要放在干燥环境、开水或酒精等环境或液体中。

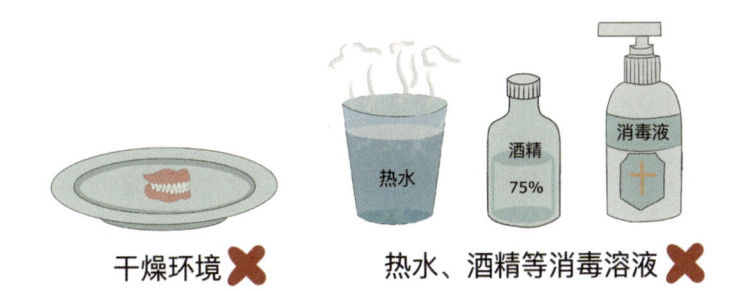

干燥环境 ❌　　热水、酒精等消毒溶液 ❌

5. 注意复诊

(1) 假牙调整、修改时需复诊:戴牙后口内有不适,如黏膜压痛等,应及时复诊,复诊前2~3小时应把假牙戴在口内,以便医生能准确找到压痛点,以利于对假牙进行修改。

(2) 假牙修理时需复诊:若假牙发生损坏时,应将损坏的部分带来复诊,方便医生查看是否可以进行修理。

八、晚上为什么不要戴活动假牙睡觉？

情景导入

李婆婆初戴活动假牙后3天了，还没习惯，对于医护人员交代的注意事项也没完全记住。这天，她因假牙压痛前往口腔医院就诊，医生查看她口腔并询问了她在家戴牙的情况。李婆婆说为了更好地适应活动假牙，她这几天晚上都戴着活动假牙睡觉，医生赶紧给她科普，不能如此。为何夜间不能戴活动假牙入睡呢？

问题解析

原来，李婆婆的这一做法存在诸多隐患。医生郑重告知李婆婆，夜间佩戴活动假牙不仅无法助其适应，反而会对口腔健康和身体安全造成影响，具体原因如下。

（1）经过一天的佩戴，活动假牙与牙龈及天然牙之间都存在一定的压力、摩擦，晚上摘下假牙可以使牙床与牙齿得到休息。

（2）夜间若活动假牙掉在口内，可能发生误吞，甚至堵塞气管，引起窒息。

（3）摘下活动假牙进行清洗浸泡，可清除假牙上的食物残渣和细菌，有利于维持口腔健康，也可延长假牙使用寿命。

小贴士

当不慎误吞活动假牙，先查看是否影响呼吸，若呛咳或气紧，则可能误入气道，应立即采用海姆立克法将假牙吐出，同时紧急就医。如无呛咳或气紧，则可前往医院拍腹部X线平片，查看假牙所在位置，如在肠道内则可通过多食杂粮、蔬菜和水果等富含纤维的食物，促进活动假牙的吐出。

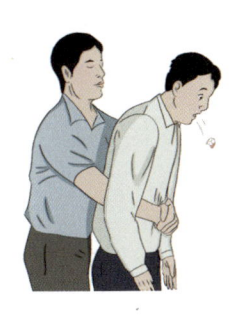

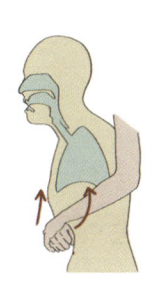

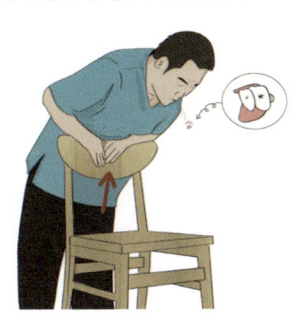

九、活动假牙摔断了怎么办？

情景导入

李婆婆戴了活动假牙大半年了，适应得挺好，这天晚上她吃完饭将假牙拿出来清洗，一不小心将假牙摔地上了，李婆婆捡起来一看，这假牙都裂成两半了。第二天她就来了口腔医院，寻求帮助。

问题解析

上述故事中的李婆婆使用的是胶连式活动假牙，在外力作用下有可能断裂开。这种情况发生后可携带断开的假牙前来口腔医疗机构，找到给其制作活动假牙的医生，看医生是否可以修复好假牙。

如果可以修复，则交由医生修复后继续使用；如果不能修复，则需重新制作。

小贴士

活动假牙断裂后需要根据假牙的材质、断裂的位置等而修补,但不是所有断开的假牙都可以修复得完好如初哦。

种植牙

一、什么是种植牙?

情景导入

张奶奶早年间先后脱落了几颗牙齿,这让原本热爱美食的她倍感困扰。平日里,面对儿孙们精心烹制的家常菜肴,张奶奶只能浅尝辄止,无法尽情享受食物带来的快乐,心中满是遗憾。最近她听说种植牙不仅能帮助恢复牙齿的咀嚼功能,还能重现牙齿的真实外观,极大地提高生活质量,于是她迫不及待地向医生询问,什么是种植牙呢?

问题解析

以上故事中提到的种植牙又叫种植假牙,是一种牙齿缺损的修复方式,它通过在患者的牙槽骨上植入一种由生物相容性材料制成的种植体(即人工牙根),待种植体与周围骨组织形成稳定的骨结合后，再安装基台和上部结构（牙冠或其他类型的修复体），从而替代缺失的天然牙齿，恢复咀嚼、语言等功能和美观。常用的种植假牙包括以下3个主要组成部分：种植体、基台和上部结构。

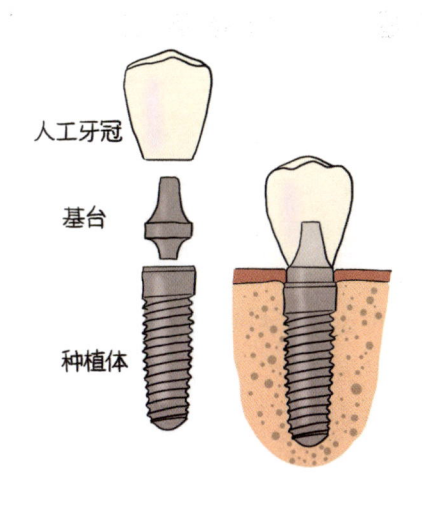

（1）种植体：是替代缺失牙根的柱形或锥形结构，经由口腔外科手术程序将其精准植入至患者缺牙区域的颌骨内，使其与周围的骨组织形成强韧且持久的骨结合，从而赋予了种植体犹如天然牙根般的稳固支持作用。

（2）基台：是安装在已固定的种植体平台上并穿透牙龈的部分，也是连接种植体与上部结构的桥梁。基台须具备良好的生物相容性和机械稳定性，以确保长期稳固并与牙龈组织的和谐共存。

（3）上部结构：可分为可摘上部结构和固定上部结构，固定上部结构又分为种植单冠、种植连冠及种植固定桥。

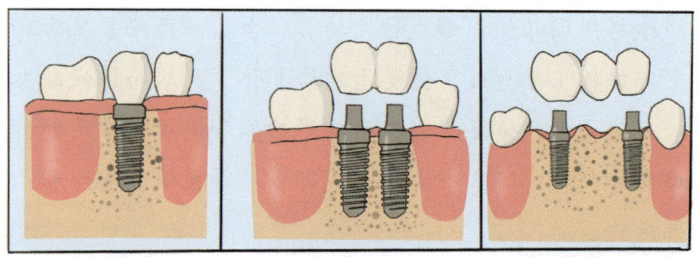

华西口腔专家告诉你 老年人护齿秘笈

种植单冠　　种植连冠　　种植固定桥

小贴士

牙齿缺失不但影响美观，还会导致咀嚼功能下降、邻牙倾斜移位、对颌牙伸长、牙槽骨萎缩等，严重者可导致消化道疾病甚至心理疾患，因此，缺牙后需要及时进行修复，目前常见的修复方式有活动假牙、固定假牙和种植牙，种植牙因其固定在口内且不损伤其他牙齿，被广大牙齿缺失患者所偏爱。

二、为什么把种植牙叫作"人类的第三副牙齿"？

情景导入

李婆婆近来为她的缺牙问题困扰不已，她一直在寻求最佳修复方案，内心反复权衡各类治疗方法。近日，在一次口腔专业咨询中，她饶有兴趣地向医生提及了自己在网络浏览时了解到的一个新颖说法："人类的第三副牙齿——种植牙。"她问医生：为何种植牙会被誉为"人类的第三副牙齿"呢？它是否真的具备如宣传般的效果，能媲美自己的牙齿呢？

第四章 假伙伴，真朋友——老年人假牙修复（镶牙）

问题解析

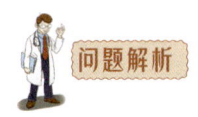

以上故事中讲到的种植牙之所以享有"人类第三副牙齿"的美誉，源自其独特的构造与卓越的临床效果。

种植牙主要具有以下优点。

（1）接近自然牙的咬合功能：种植牙的咬合力更接近于天然牙，可以正常完成咀嚼动作，能更好地感受食物的美味，提高生活质量。

（2）舒适度与美观度高：定制的种植牙冠，可以做到颜色、形态与邻牙一致，极大地提升美观效果；一般种植牙使用起来没有不适感，比如移动、疼痛或异物感，也无须摘戴，日常使用软牙刷与牙线清洁即可，舒适度很高。

（3）不损伤邻牙和牙龈健康：种植牙独立支撑，不需要削减邻近健康牙齿来作为支撑点，因此不会影响周围牙齿的结构和健康，同时也减少了牙齿移位和牙龈退缩等问题。

（4）具有高稳定性与耐用性：成功的种植牙可以与颌骨形成稳定的骨结合，这种结合非常稳固，能够持久耐用，如果保养得当，可像天然牙一样终身使用。

小贴士

正是因为种植牙有稳固耐用、仿真度高、不影响邻牙、维护方便等优点，让它成为牙齿缺失理想的修复方案之一，不仅从功能上近乎完美地替代了缺失的天然牙齿，而且在长期效果和提升生活质量上都得到了广大患者和专业人士的认可,被誉为"人类的第三副牙齿"。

三、种植牙适用于哪些人群?

情景导入

李婆婆今年60岁了,时常因为缺牙不能好好享受美食而苦恼,听说做种植牙效果很好,能像自己的牙齿一样使用,于是在女儿的陪同下前来口腔种植科咨询。咨询后,医生说需要经过系统评估才能确定是否适合做种植牙。李婆婆非常担心,说自己有高血压、糖尿病,以前还做过心脏手术,不知道这种情况能不能做种植牙。她非常困惑,哪些人群才适合做种植牙呢?

问题解析

以上故事中所提到的种植牙有其对应的适应证和禁忌证。

1. 种植牙的适应证

(1)全身状况良好,身心健康、牙齿与骨骼发育均已定型的成年人;如有高血压、心脏病、糖尿病、出血性疾病等全身疾病,在治疗后病情稳定,方可进行牙种植术。

(2)进行口腔检查,口内软组织无明显炎症、病损者;全景X线片、口腔大视野计算机断层扫描和血液常规检查无异常者;外科牙拔除术后3个月以上,颌骨、牙槽骨手术及外伤后6个月以上,骨缺损已恢复,种植床骨形态及质量良好者。

2. 种植牙的禁忌证

（1）口腔局部禁忌证：牙槽骨骨量不足，且通过手术无法增加骨量创造种植牙手术条件的患者；存在未控制的牙周炎或口腔卫生条件太差且无法改善的患者；缺牙间隙过小或张口程度不足的患者；存在不良口腔习惯者，如睡眠磨牙症患者、习惯性紧咬牙者等。

（2）全身禁忌证：患有严重的内分泌疾病、心血管疾病、心理疾病、血液病、自身免疫性疾病的患者；有细菌性心内膜炎病史、器官移植史、颌骨放射治疗史的患者；应用某些特殊药物的患者；孕期或备孕状态的妇女。

小贴士

需要注意的是，每一种修复方式都有其适应证和注意事项。是否适合种植牙修复治疗，还需医生根据具体口腔健康状况、全身健康状态及个性化需求来谨慎判断与推荐，从而确保手术的安全性和成功率。因此，建议听从专业医生的建议，选择适合自己的修复方式。

四、种植牙术前需要做哪些检查？

情景导入

张女士去年遭遇了一次意外，导致她的一颗前牙不幸脱落，这不仅给她的日常饮食带来了不便，更令她感到焦虑的是，缺失的前牙严重影响了她的笑容和自信心。她听闻种植牙可有效解决这一问题，于是她预约了明天去口腔种植科就诊，听说做种植手术前需要做一系列检查，她疑惑地问"不就做个假牙，需要做什么检查呢？"

问题解析

在上述故事中提到的种植牙术前检查是在进行种植治疗之前，医生首先需要对患者的全身健康状况、用药情况及种植位点局部情况进行初步筛查，从而判断患者是否适合进入种植治疗流程，同时评估患者全身及局部风险，为接下来制定种植方案提供依据。

1. 全身健康检查

一般检查包括：血常规、凝血常规、糖化血红蛋白、感染标志物（如乙型肝炎病毒、丙型肝炎病毒、梅毒和HIV等），必要时进行血压、肝肾功能及心电图检查，建立患者健康档案。除此之外，还要充分评估患者的身体状况是否符合手术条件，有无手术禁忌证等。

2. 口腔检查

（1）口腔疾病检查：种植牙术前对患者进行常规口内检查，确认是否有其他口腔病症，比如牙周病、种植位点的局部炎症、口腔黏膜疾病等。

（2）口腔种植专科检查：检查缺牙区牙槽嵴及黏膜情况，余留牙及牙周健康状况，牙间距、颞下颌关节结构及功能、咬合关系等是否适合做种植牙。

3. 影像学检查

影像学检查，如全口牙位曲面体层片、锥形束计算机体层成像、根尖片，可辅助医生诊断牙槽骨是否萎缩、颌骨是否有病变、整体牙齿部位等。通过锥形束 CT 可了解口腔三维信息，能在轴位、冠状位和矢状位显示颌骨的解剖结构和病理改变，可以更为准确地测量种植区颌骨高度、厚度及密度。医生可根据此检查结合患者口腔情况，确定较为合适的种植体型号，并根据影像模拟种植体在颌骨内的最佳植入位置、方向及角度。

小贴士

除以上检查外，种植牙患者手术前还应戒烟、戒酒、忌辛辣刺激性食物，保证充足的休息睡眠。即使口腔种植手术属于小手术，前期的口腔检查仍不容忽视！

五、种植牙是怎么种的呢？

情景导入

刘奶奶有几颗牙缺失好多年了，平时吃饭嚼不动，吃啥啥不香。刘奶奶的儿子很着急，他上网查询到种植牙不仅能恢复咀嚼功能，并且外观和天然牙差不多，他赶紧把这个好消息告诉刘奶奶，可是刘奶奶因为不了解种植牙手术感到害怕和担忧。种植牙到底是怎么种的呢？像"种树"一样吗？

华西口腔专家告诉你　老年人护齿秘笈

问题解析

常用的种植系统主要由三部分组成，分别是种植体、基台和牙冠，其结构和一棵树的结构相似，种植体就相当于树根，基台就相当于树干，牙冠就相当于树冠，种植手术先将种植体（树根）通过手术的方式，植入缺牙区域的牙槽骨内，经过一段时间，等种植体与牙槽骨发生骨结合后，也就相当于种植体"长稳"了，再连接基台（树干）和牙冠（树冠），这样一颗种植牙就"种"好了。

种植一颗牙主要有4个步骤，包括牙种植体植入术、牙种植二期手术、种植印模制取和种植戴牙。

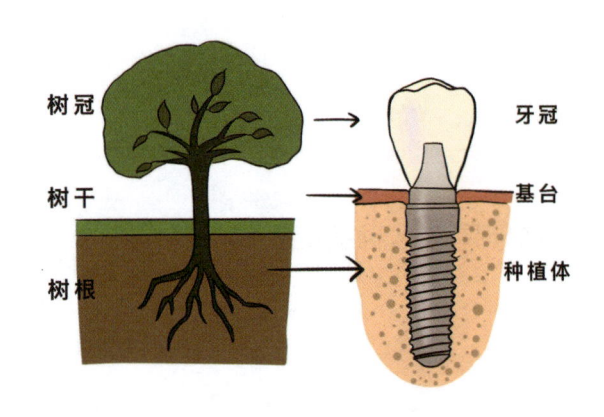

1. 牙种植体植入术

牙种植体植入术是将种植体植入口内缺牙处的颌骨内，使种植体与周围骨组织产生骨结合的一种外科手术。其具体流程如下。

（1）切开牙龈，暴露牙槽骨，我们种牙的土壤就暴露出来啦。

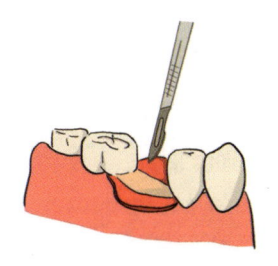

第四章　假伙伴，真朋友——老年人假牙修复(镶牙)

（2）牙槽骨打孔，逐级备洞，这样埋"树根"的洞就备好了。

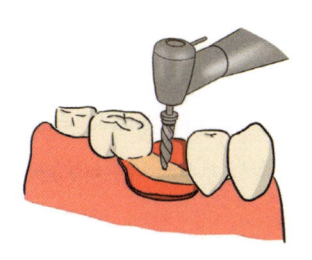

（3）植入种植体，安装覆盖螺丝或愈合基台，经过此步骤，种植牙的"树根"就种好了。需要特别注意的是，因为此时植入的种植体还没有完全和牙槽骨紧密结合，不具备足够的稳定性，就好比我们刚刚种下一棵树，它的树根还没有长稳，还需要等待3～4个月，使种植体有足够的时间和牙槽骨发生骨结合。

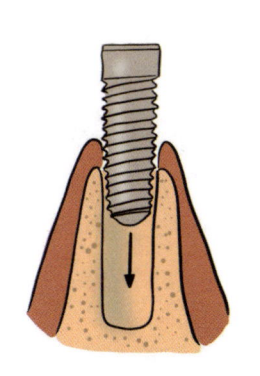

159

2. 牙种植二期手术

牙种植体植入术主要有两种手术方式，分别为埋入式种植方式和非埋入式种植方式，埋入式种植手术需要行二期手术，将覆盖螺丝更换为愈合基台。

3. 种植印模制取

种植印模制取是通过印模材料将口内的种植体或基台的位置和方向精准地复制在模型上，然后定制出个性化的牙冠。

4. 种植戴牙

根据制作完成的牙冠与种植体型号，选择合适的基台，然后在口内进行种植体与基台、基台与牙冠的试戴，最后完成固位。

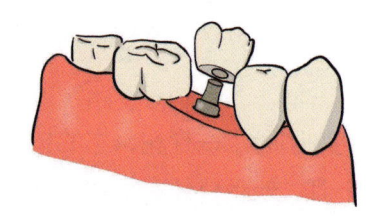

小贴士

种植牙一般需要在医院就诊5~10次，根据患者的个人情况和口腔条件不同，每个阶段需要的就诊次数和时间也有所不同。在种植期间应谨遵医嘱，按照医生预约的时间及时就诊，除此之外，还需做好日常清洁维护，这样才能更好地延长种植牙的使用寿命。

六、种植牙术后要注意些什么呢？

情景导入

李婆婆完成了种植体植入手术，手术结束后，李婆婆的女儿十分担忧，赶紧追问医生："医生，我们手术是不是就做完了？今天回去能不能吃饭啊？下一次多久过来呀？我们回去需要注意些什么？"

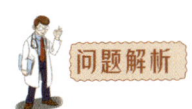

问题解析

种植术后的患者及家属均应关注以下术后注意事项。

（1）严格按照医嘱用药。术后医生通常会开消炎药和止痛药，消炎药用于预防感染；如感到疼痛明显，可按需服用止痛药。

（2）术后适宜食用清淡、温凉且易消化的食物，手术当天应避免用手术侧咀嚼食物。同时，术后不要饮酒、吸烟以减少对伤口的刺激。

（3）术后 24 小时内刷牙时尽量避开手术区域，以免引发伤口出血；餐后应用漱口液漱口，以防食物残渣滞留；禁止吮吸或触碰伤口部位。

（4）术后 1～2 天可以进行局部间歇性冷敷，有助于缓解伤口肿胀。

（5）术后注意休息，避免剧烈运动。

（6）若进行非埋入式种植，要避免用舌头触碰金属帽或牙冠，不可用金属帽或牙冠咬硬物，并在饭后做好清洁工作，保持口腔卫生。如不适，应及时回院复诊。

小贴士

口腔卫生是影响种植效果的重要因素，因此，种植牙手术后正确做好口腔卫生是非常重要的，术后可使用冲牙器、牙缝刷等辅助清洁用品，提高清洁的效率和质量，保障术后的清洁，减少种植术后感染的发生率，从而提高手术成功率。

七、为什么有的人要做种植二期手术，有的人不做？

情景导入

前几个月，王奶奶和刘奶奶到口腔医院在同一天做完口腔种植体植入手术。最近，王奶奶问刘奶奶什么时候去做种植二期手术，刘奶奶纳闷儿了，医生怎么没有通知自己去做种植二期手术呢？刘奶奶很困惑，为什么有的人要做种植二期手术，有的人不做？

问题解析

以上故事中提到的是否需要做"种植二期手术"跟种植体植入手术有关，根据非埋入式种植方式和埋入式种植方式的不同、种植体封闭方式不同，分为非埋入式愈合和埋入式愈合。埋入式需要行种植二期手术，非埋入式种植一般无须行种植二期手术。

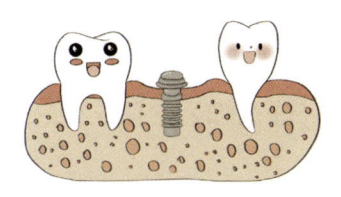

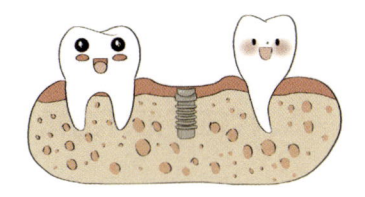

（1）非埋入式愈合是指在植入种植体后选择高度较高的愈合基台封闭种植体，在缝合软组织后愈合基台高度高于牙龈高度并暴露在口内。其优点是一般情况下无须二期手术，缩短种植牙时间，减少口腔二次损伤，减少患者不适，适用于大部分初期稳定性好、无牙周炎病史、不吸烟、未行骨增量手术的患者。

（2）埋入式愈合是指植入种植体后选择覆盖螺丝或高度较低的愈合基台封闭种植体，再缝合牙龈使种植体和覆盖螺丝或愈合基台被软组织完全覆盖。其优点是隔离种植体与口腔外部环境，形成健康的软组织封闭环境，使种植体与骨结合的过程不受外界干扰，适用于大部分种植体初期稳定性差、有牙周炎病史、吸烟及已行骨增量手术的患者。

采用埋入式愈合方式的患者，在种植体植入术后 3 个月左右，需进行种植二期手术，将埋入的覆盖螺丝或高度较低的愈合基台取出，更换为高度较高的愈合基台。

小贴士

请注意，在某些特定情况下，如感染或愈合不良、美观需求调整、需软组织增量手术等，即使是一开始采用非埋入式种植体植入，也可能需要进行类似于二期手术的操作。

八、种植牙戴牙后需要注意什么呢?

情景导入

张奶奶最近做了一颗种植牙，昨天刚把牙冠戴好，虽然医生告诉张奶奶这颗牙可以正常使用，但她还是担心，不敢刷牙也不敢咬东西。种植牙戴牙后能正常吃东西吗？应该注意什么呢？

问题解析

以上故事反映了种植牙患者在戴牙后的担忧和疑问。

1. 种植牙戴牙后能正常吃东西吗？

种植牙的目的是恢复缺失牙的正常功能和外观，无特殊情况可正常吃东西。但是因为种植牙的牙冠和基台是通过特殊材料黏接而成，在初戴牙冠24小时以内，黏接剂未完全固化，为了避免牙冠脱落，应避免进食太黏或过热的食物。

2. 种植牙戴牙后有哪些注意事项呢？

（1）合理进食：避免长期使用同一侧牙齿咀嚼及进食太硬的食物，如甘蔗、脆骨等，以免种植牙长时间受力过大而缩短使用寿命。

（2）正确清洁口腔：控制牙菌斑、保持口腔卫生良好

第四章 假伙伴，真朋友——老年人假牙修复（镶牙）

也是种植牙延长使用寿命的至关重要措施。采用"巴氏刷牙法"正确刷牙，保证每颗牙齿每个牙面都清洁到，至少早晚各刷牙一次；也可使用牙线、冲牙器及牙间隙刷等辅助工具清洁邻面软垢及食物残渣，特别是清洁种植牙的邻面，以免食物软垢堆积产生大量细菌引起种植牙炎症，影响种植牙使用寿命，甚至导致种植牙松动脱落。除此之外，还应定期洁牙。

（3）定期复查：定期复查也是维护种植牙齿健康的重要保证，在戴好牙冠以后，应定期复查，由专业的口腔医生进行检查，及时了解种植牙的使用情况，尽早发现并处理已出现的问题。

小贴士

种植牙虽然恢复了口内牙齿的功能及外观，但并不是一劳永逸的，需按时复诊，如在戴牙后出现牙冠脱落、种植体周围牙龈红肿等特殊情况，应及时到医院就诊。戴牙初期可能会感觉牙龈肿胀、邻牙酸胀等情况，一般短时间内会自行消散，如长时间不适，应尽快到医院处理。

老年人口腔健康音频二维码目录

第一期　老年人护齿秘笈

第二期　口腔也会衰老吗?

第三期　口腔健康,全身健康

第四期　系统性疾病在口腔中的信号

第五期　刷牙的小学问

第六期　口腔辅助清洁知多少

第七期　口腔医疗机构就诊注意事项

第八期　关于补牙和根管治疗的那些事

第九期　牙龈红肿怎么办

第十期　关于洁牙的那些事

第十一期　拔牙有风险

第十二期　不可忽视的口腔黏膜

第十三期　安假牙都要做哪些准备

第十四期　口腔修复，合适最重要

第十五期　牙冠戴入后的注意事项

第十六期　活动假牙戴牙的注意事项

第十七期　做种植牙的流程和注意事项